内臓感覚

脳と腸の不思議な関係

福土 審

Fukudo Shin

NHKBOOKS 1093

日本放送出版協会【刊】

Printed in Japan

［扉デザイン］ 宮口 瑚
［図版製作］ 原 清人
［協力］ 山本則子

内臓感覚——脳と腸の不思議な関係【目次】

プロローグ——脳腸相関　9

第1章　現代疾病事情——「過敏性腸症候群」とは何か　19

第2章　世界は腸からはじまった　57

プロローグ——脳腸相関

脳腸相関とは?

脳腸相関と聞いて、すぐにその意味がわかる人はほとんどいないだろう。脳腸相関とは、文字通り、脳と腸の働きが関係し合う現象を呼ぶ。「何だか変わった話のようだ……。特殊な話題らしい」というのがほとんどの反応であろう。しかし、当方としては、「脳と腸の関係、これこそ人間の本質に迫るテーマであり、ローマに通じる話である」と、大真面目である。

この現象にどんな科学の芽があるのだろうか。動物の進化は腸からはじまった。腸の周りを神経細胞が取り巻いた。神経細胞があることで、腸の働きが効率良く調節できるようになった。やがて、脊髄《せきずい》ができ、その先端部がふくらんで、脳ができる。脳神経の一つに迷走神経があるが、これは広く消化管に分布し、その九〇%は内臓の情報を脳に伝達するための線維《せんい》である。内臓の情報は脊髄神経によっても脳に伝達される。つまり、内臓の情報は二系統の求心経路(上りの伝達路)で脳に伝わる。その逆の遠心経路(下りの伝達路)も二系統に支配されている。交感神経と副交感神経である。

神経以外にも、脳と腸には共通して使われている生理活性を持つ液性の物質がある。脳腸ペプチドというものだ。由来は当然、腸である。腸で使い慣れたものが脳に持ち込まれたのである。これだけ古い伝統があり、証拠があがっていれば、「この二人が怪しい」と考えるのが当然に思われる。

五人に一人が罹っている症候群

脳腸相関が重要な役割を果たす病気がある。過敏性腸症候群（irritable bowel syndrome：IBS）である。この病気は欧米のテレビ放送にしばしば登場し、欧米ではＩＢＳという略号で一般の人にも通用するようになってきた。そこで本書でも、字面の堅い「過敏性腸症候群」ではなく、国際的な略号であるＩＢＳと好んで呼ぶことにする。

ＩＢＳでは、腹痛と便通異常（下痢や便秘）が関連し合いながら慢性に持続するが、通常の臨床検査では愁訴《しゅうそ》の原因となる器質的疾患が認められず(1)、心理社会的なストレスを受けると発症したり悪化したりする。また、ＩＢＳの症状を持つ人は不安やうつになりやすい。ＩＢＳの症状は腸の問題、一方、ストレス、不安、うつは脳の問題である。このような意味で脳腸相関がＩＢＳでは重要な役割を果たしている。

ＩＢＳは決して特殊な病気ではない。調査方法にもよるが、症状そのものは全人口の一〇〜二〇％程度に及ぶものである。言葉を換えるならば、五人から一〇人が集まれば、その中の誰か一人がＩＢＳに罹《かか》っていても不思議ではないというぐらい、ありふれた症状である。

以前は「死なない病気だから、まあ、いいんじゃない?」で片づけられてきた。他人の痛みは他人の痛み、自分の痛みは万人の痛み、これが人間である。ところが、研究が進むにつれて、「これは大変だ!」という実態が明らかになってきた。しかし、その実態は一般の人びとにはほとんど届いていない。

著者はこの領域の専門医である。本来は診療をする、研究をする、教育をする。そして、英語で論文を書くのが筋である(日本語の解説をときには書いても良いことになっている)。これらが本務であるので、日本語の一般書を書くのは仲間内ではあまり評価されない。それでも、世の中に正しい情報を伝え、状況を改善せねばならぬという義務感はある。その止むに止まれぬ気持ちから、本書を書くことになった。

ストレスの世紀

医学と医療において重視すべき問題は、世界の社会構造の変化と無縁ではあり得ない。IBSはその好例である。繰り返すが、IBSは、脳腸相関の病気である。つまり腸の症状であるのと同時に、代表的なストレス関連疾患でもある。

二〇世紀初頭の最も重要な疾患群は感染症であり、その頃、ストレス関連疾患はほとんど問題にならなかった。しかし、二〇世紀も半ばを過ぎると、その重要性が日に日に高まってきた。現代文明は特有のストレスを含んでいる。物資が豊かになり、かつ便利になった代わりに、「短時間に多くの成果を数字で出せ、かつ生涯競争せよ」という世の中の風潮がストレッサー（ストレスの原因）になったのである。ストレス関連疾患は、国民の健康と経済に重大な影響を及ぼす。ＷＨＯ（世界保健機関）は、日常生活を障害する疾患が二一世紀前半にどのようになるかを予測した。[2] 結果は驚くべきものであり、その大部分がストレスに関係するものであった。この問題に正面から取り組むのが、著者の専門である行動医学と心身医学である。

多くの臓器がストレスの影響を受けるが、消化器は一風変わった側面を持っている。一風変わった側面とは、消化器なくして、ストレスという概念そのものが生まれなかった可能性があるほどの深い関連があるということだ。

ストレスという概念は、ハンガリー出身のカナダの病理学者、ハンス・セリエが提唱したものである。セリエのストレスの重要な構成要素は胃潰瘍《いかいよう》であった。[3] 胃潰瘍は、いうまでもなく消化管にできた病変である。消化器はストレス反応が現れやすい代表的な臓器といえる。消化器病は、疾病《しっぺい》の種類も、患者の数も多い。そして、その消化器病の中でも、胃潰瘍以上にストレスの悪影響を受ける代表的な疾病がＩＢＳなのである。

ＩＢＳに罹患《りかん》すると、生活の質（quality of life：QOL）が低下し、会社・学校などの日常生活が損なわれる。[4] 遂には失職・不登校に至って、患者自身の生活に危機が及ぶことさえある。経済的にも、患者個人の医療費の負担が増すだけでなく、社会全体の医療経済上も損失が大きい。[5] 欧米で近年きわめてＩＢＳが重視されている要因がこの辺にもある。

著者は、ＩＢＳに、ストレス関連疾患の謎を解く鍵がある、と考えている。脳と腸の関係は、ほかの末梢《まっしょう》臓器の関係とは異なり、特別なのではないか。「脳は高尚で気高《けだか》い臓器、これに対して、腸は単なる末梢臓器の一つではないか、腸など排泄《はいせつ》のための下等な器官で、切除しても命に別状はないではないか。そんな両者の関係がなぜ特別なのか？」と考えるのが普通であろう。しかし、その見解には疑問を呈したい。

脳の機能を解明すればストレスによって生じる疾患を解決できるであろう。この考えにはどんなに気難しい読者も同意するはずだ。では、何をもって脳の機能がわかるのか。脳への信号入力、脳内での処理、脳からの信号出力がわからなければならない。その脳の相方を長年務め、ストレスという概念そのものを生んだ腸を重視するのは、著者にとっては必然である。

たとえば、ストレスによって免疫の作用は低下し、筋は収縮し、心筋の虚血が生じ、皮膚の創傷治癒は遅れる。これらほかの臓器に見られるストレスの影響は消化器で実によく再現され、免疫作用の低下、筋収縮、虚血、創傷治癒遅延といったすべての現象が消化器において見られる。そして、消化器の代表かつ原型は腸なのである。脳と腸の特別な関係がわかれば、その成果を、脳と胃、脳と肝臓、脳と膵臓《すいぞう》、脳と肺、脳と心臓、脳と免疫、脳と皮膚、という具合に、広く応用できるに違いない。

内臓感覚とは何か

ストレスの専門学会で北山修を呼んで講演してもらった時のことを思い出す。「帰って来たヨッパライ」「イムジン河」のザ・フォーク・クルセダーズの一員であった北山修だ。芸能活動は若いうちに切り上げて、精神分析を専門とする精神科医になったのである。講演の中で彼は、情動を表現するのに、身体用語を使うこと、特に、消化器の用語を使うことを日本人の特徴として挙げていた。たしかに、日本では昔から「腹黒い」「腹が立つ」「腹の内を探る」「腹わたが煮えくり返る」「吐き気を催す」「虫酢が走る」「飲めない（話）」「喰えない（奴）」など、消化器の言葉を使っていろいろな感情・情動を表現している。また、正しい日本語表現ではないが、若者は怒りを「むかつく」と消化器症状で表現する。

これらは、日夜脳と腸の関係を考えている著者には、ごく自然な表現に感じられる。情に厚い日本人の無意識の言語表現にほかならないが、この言語表現は欧米人に比べて原始的なのであろうか？　そう考えるのはちょっと待ってほしいのである。本書を読み進めると、脳腸相関を無意識のうちに表現した日本人の言語感覚の凄さがわかるだろう。

ポルトガル生まれの神経心理学者、アントニオ・ダマジオは言う。ヒトが行動を選択する時には、前頭前野の機能が重要である。それを決定づけるのが、前頭前野に記憶されている身体状態である。行動を選択する場合、多数の選択肢を合理的にしらみつぶしに検討していたのでは時間がかかりすぎる。それを単純化して、以前体験した身体感覚の情動・感情を使い、選択肢を二、三の候補にまで絞り込む。

たとえば、進路に迷った時に、「こっちが良さそうだ」と決めるのは、必ずしも計算の結果ではない。言語的には表現しにくい、「身体からの情報」である「えもいえぬ感じ」で決めているのである。腹を括《くく》って決める感覚だ。そして、その後で、どうしてそうしたのか、と他人に聞かれ、自分でも言葉では説明しにくいままに、後からいろいろ理由をつけているはずである。これをソマティック・マーカー（身体からの情報）仮説という[6]。その代表的な身体情報こそ内臓感覚である。英語では「ガット・フィーリング」（gut feeling）という。ソマティック・マーカー仮説については、第5章で詳しく述べる。

これは比喩的な用語ではあるが、不快な身体状態も快い身体状態もその起源は文字通りの内臓感覚ではないかというのが著者の考えである。簡単に言えば、赤ん坊の時に空腹時に母乳が腸に来れば快く、腸がいつまでも空虚であれば不快であろう。つまり、われわれの内臓の状態は、脳が生み出す感情にストレートに影響する。ダマジオだけでなく、別の神経学者も、脳腸相関に代表される内臓感覚が面白いと考え出している。

本書の構成

本書では、ＩＢＳという病態の解明を通し、脳と腸の間柄をこれまでになく深く考えることで、新しい生命観や人間像を描いてみたい。ただし、偉そうな理屈を並べるのは好まない。何事も具体的なのが好みである。ちなみに、作家の阿川弘之によれば、帝国海軍で夜戦の発射教練終了後、演習用魚雷の回収をしてくれた同僚艦船にお礼の信号を打ったところ、「オレイハスベカラクグタイテキナルベシ」という信号が返ってきた、とある。(7)

第1章では、脳腸相関が問題になる現代病の具体例を挙げる。ここまで述べたIBSのことである。具体的であることは、わかりやすいことに繋がる。しかし、その一方で、具体的な病気だけの世界になれば、新しい生命観や人間像という普遍性には遠くなるように思われるだろう。そこで第2章では、腸と生物の進化を軸に、腸という臓器の凄さに迫ってみたい。そこで、脳と腸の関係が、ほかの末梢臓器の関係とは異なり、特別である理由を解説しよう。

第3章では、プレイバックして、再びIBSの話題に戻る。どうしてIBSのような病気が起こるのか。これを科学的に詳しく見てみよう。そして、脳腸相関という新たな概念で、はじめてわかることがいろいろあることを示したい。前述したように、脳と腸の間には上りと下りの伝達路がある。それに加えて、いろいろな通信網がある。これらが詳しく解明されてきたのも、IBSのおかげと言って良いだろう。

第4章では、IBSを克服する治療法について解説する。脳にも腸にも通用する治療の話である。

第5章は、脳腸相関が実は、情動という脳の大事な機能の基本になっていることがわかってきたという脳科学の話である。脳科学の中でも、情動は大変面白い研究領域になってきている。

第6章では、さまざまな研究報告の紹介を通し、「本当の第六感」とも言うべき内臓感覚の正体に実証的に迫る。そしてエピローグでは、脳腸相関から、さまざまな分野、方向に研究と夢が進んでいることを示そう。

それでは、脳と腸の不思議な世界に分け入ることにしよう。

第１章

現代疾病事情
――「過敏性腸症候群」とは何か

腹痛と便通の異常

Aさんは首都圏の一流企業に勤務するキャリアウーマンである。年齢は四一歳である。勤務する会社は、今のところは業績堅調で倒産の心配はない。家庭でも二児に恵まれ、夫婦仲も良い。自分でも美人の部類に入るとひそかに思っている。他人からは、何の問題も持たない幸福な人で、順風満帆の人生を送っていると思われている。ところが……。

問題が一つだけ、ある。それは、Aさんの腸である。朝に朝食をとってから電車に乗ってしばらくすると、最初は鈍い痛みであった腹痛が次第にきりきりとした鋭い痛みに変わる。

電車は今朝も当然のように満員で鮨詰め状態である。隣の中年男の口臭と整髪料の臭い、座ってコンパクトを覗き込みながら堂々とマスカラを塗る若い女の傍若無人な態度、肩にかけた大きなバッグが他人にあたっても気づかない初老の女の無神経さ、三人で声高に話す男子高校生の話の無内容、駅に止まるたびに繰り返される体同士の接触と衝突。すべてが不愉快だ。

やがて、最初は弱かった便意が次第に強くなってくる。電車は満員だ。万一、ガスがもれでもしたら大変と思う。しかし、意に反して、腹痛と便意は次第に強くなっていく。腹痛と便意は波のように寄せては引き、引いては寄せて、目的地に着く頃にはAさんの額には冷汗が浮かんでいる。途中下車して駅のトイレに駆け込んだことも一度や二度ではない。駅のトイレの汚れぶりには辟易《へきえき》している。通勤路線の駅のどこにトイレがあるかを問うクイズ番組があれば、たぶんAさんが女王である。

Aさんはなんとか会社に着いて何気ない顔でトイレに入り、便を排泄する。今日も崩れた形のない便だ。便を出すとすっきりして腹痛もなくなる。しかし、便が残った感じが強い日はいつまでもおなかが落ち着かない。そういう日は一日に三回も四回も便が出る。廊下に出ると、後輩の社員が「おはようございます」と挨拶をしてくる。「おはよう」と明るく答える。Aさんは有能なことで社内では有名だ。女子社員の憧《あこが》れの的で、いろいろな相談をもちかけられることもしばしばある。公平・公正で明朗活発な遣り手の女傑、健康そのものであったはずなのだが。九ヵ月前の企業合併がAさんの健康を変えた。

仕事量増大とストレス

Aさんは、地方の有名国立大学の薬学部を卒業した。外資系製薬会社の営業部に勤務し、新薬の開発で敏腕を振るってきた。大手製薬会社を舞台にしたアーサー・ヘイリーの小説『ストロング・メディスン』の有能な女主人公のようになりたいといつも思っている。夫は同じ大学の医学部を卒業した医師で、現在ある病院の心臓血管外科に勤務している。郊外に中学生の長女、小学生の長男と四人で住んでいる。

夫とは大学卒業四年後に結婚し、彼のアメリカ留学にもついて行った。最初の製薬会社は日本のメーカーで、渡米に際して辞めたくはなかったが、辞めざるを得なかった。渡米中は、夫の研究室の教授に同じ大学の臨床疫学の研究室を紹介してもらい、そこで臨床治験のデータ分析方法を学び、論文を数編、公刊することもできた。

帰国後、外資系製薬会社の採用試験に応募して、採用された。採用してくれた上司には「君はこの一〇年間で一番の掘り出しものだ」と言われた。家庭と仕事を両立させたいと思い、しゃにむに働いてきた。特に、入社してから日本に導入した新薬は画期的な作用を持つもので、日本への導入に際しての臨床治験の組み方は科学性の高い画期的なものであったと自負している。厚生労働省の認可も驚くほど早かった、と周囲に誉《ほ》められていた。子どもたちは素直に成長しているので心配はない。

ところが、しばらくたつと会社の合併話が持ち上がった。Aさんの会社は、それまでライバルだった外資系製薬会社と合併し、巨大企業になった。可愛がってくれた上司は合併を機に退職した。心細く思っていたところにやってきた上司はかつてのライバル会社出身で、派閥意識が強く、何かにつけ旧ライバル会社色を出すので、Aさんと同じ会社だった側の社員からは蛇蝎《だかつ》のように嫌われている。面と向かって「君の開発したあの薬には正直言ってやられたよ。でも、今や合併してわが社の薬だからねえ。ただ、今後の品目整理でどうなるのかねえ」と嫌味混じりに言われたこともある。

合併が決まってから、仕事量が格段に増え、自分の裁量で済ませていた事柄についても苦手な上司の許可を得なければならなくなった。プレゼンテーション用の資料を明日までに用意しろ、アメリカ本社の役員向けだからそのつもりでやれ、と言われ、それはもっと若い人の仕事でしょう、と思いながら、徹夜で仕上げたこともある。徹夜までいかずとも、帰宅してからも仕事しなければならなくなったこともたびたびある。眠気を抑えるためにコーヒーを一日に六〜七杯飲むようになった。

満員電車の中でパニック

Ａさんは、いろいろあるけどがんばらなくっちゃ、と思いながら仕事を続けている。ところが、六ヵ月前くらい前から、腹痛を感じるようになった。特に週の前半がひどく、週末に楽になる。腹痛が起こると便意が生じ、軟便を排泄すると腹痛は軽快する。排便回数は従来一日に一回しかなかったが、腹痛がはじまった頃から四回に増えた。腹痛と便意のため、自由に排便することができない通勤電車に乗ることが不安になってきた。

三ヵ月前のことである。満員電車の中で突然、動悸《どうき》、呼吸困難、冷汗、吐き気、眩暈《めまい》、気が遠くなるような感じ、このまま死んでしまうのではないか、という死の恐怖感に襲われた。このため、途中下車し、駅前の内科クリニックに駆け込んだ。その内科では、心電図、胸部Ｘ線写真、血液検査、尿検査を施行され、すべて正常と告げられた。しかし、その後、一週間に二回程度の頻度で、程度は軽いものの同様の発作が生じるようになったのである。

夫が循環器専門なので突然の動悸について相談したところ、勤務先の病院に来いと言われ、ホルター心電図、トレッドミル検査、心エコーなどの専門的な検査を受けたが、すべて正常であった。

夫には「心配ないよ。気にするな」と言われているが、そう言われても不安である。
腹痛、便意、突然の動悸などの発作が起こってから、健康には自信をなくした。周囲にはアメリカナイズされた、能力の高い、遣り手の社員と思われている。愚痴をこぼしたり、体調が悪いなどと周囲に相談はできない。できれば電車に乗りたくない。通勤するために仕方なく我慢している。胃腸の症状の悪さをどの病院に相談すれば良いのかわからない。駅前の内科クリニックで腹痛と便通異常のことも主治医に告げたが、「ここは消化器専門じゃないので」と、とりあってもらえなかった。

ここに示したAさんは、ある特定の個人ではない。特定の個人の診療情報を一般書に掲載するのは良くないと著者は考えている。むしろ、典型的な症状の経緯を読者に理解してもらえれば良い。それで、著者が典型的な患者さんの病像をいくつか合成してわかりやすく示したものである。Aさんの罹ったこの病気こそ、プロローグで紹介したＩＢＳ（過敏性腸症候群）なのである。

ＱＯＬを低下させる症候群

ＩＢＳについてもっと詳しく見てみよう。これは irritable bowel syndrome の略称である。irritable は形容詞で「いらいらした、過敏な、刺激に感じやすい」という意味、bowel は名詞で「腸」、syndrome とは「症候群」で、自覚症状や客観的な徴候のまとまりが、ある特定の異常を示すものをいう。ここでの異常とは、腹痛と下痢・便秘が関連して続くことである。

ＩＢＳはアメリカやイギリスなどストレスの多い先進国に多い。このため、一種の文明病と考えられている。これは腸の機能の病気である。機能とは、働きのことである。機能的な病気は、形の変化を伴う癌《がん》のような器質的な病気よりもわかりにくい病気である。腹痛と下痢・便秘が続くわけは、内臓が感じやすく、腸の運動も異常になっているからだ。

ところで、下痢と便秘はお互いに逆の現象だろう、なぜ、それが一緒になっているのか、という質問をよく聞く。実は、ＩＢＳでは下痢と便秘は必ずしも逆の現象ではない。下痢をした後に便秘になり、便秘の後に下痢状の便が続くという場合も稀《まれ》ではない。このような、下痢・便秘とその交替が生じ得ることもＩＢＳの特徴の一つである。腹痛にまで至らなくとも、腹部不快感が生じることも多い。

著者らの研究グループも含めた最新の研究データで、ＩＢＳの患者では脳と腸の情報のやりとりが過敏であることがわかってきた(1)。だからストレスで脳が興奮すると、腸の運動も内臓感覚も異常になりやすく、症状が起こりやすいのである。

ＩＢＳの症状のきっかけや悪化要因として、最も重要なのがストレスである(2)。ストレスには転職、受験、入学、就職、結婚など、人生の大きな出来事と、人間関係など日常のいらだちごとがあり、そのどちらも関係している。ストレスだけでなく、食後に症状が悪くなる患者もいる。朝食後に時間に追われて、ゆっくりしたり排便したりする余裕がないまま出勤し、長時間満員電車に詰め込まれて自由に排便や放屁《ほうひ》できない状況などもストレスなのである。

ＩＢＳに罹ると、前述のごとく、生活の質（quality of life：QOL）が低下し、経済的な損害も大きいことがわかり、最近、大変に重要視されている。欧米に行くと、テレビでＩＢＳの薬を宣伝しているので、すでにかなり有名な病気になっている。日本でも二〇〇四年一〇月、ＮＨＫ総合テレビの夜のニュース番組「ＮＨＫニュース10」でＩＢＳが取り上げられ、話題になった（図1－1）。

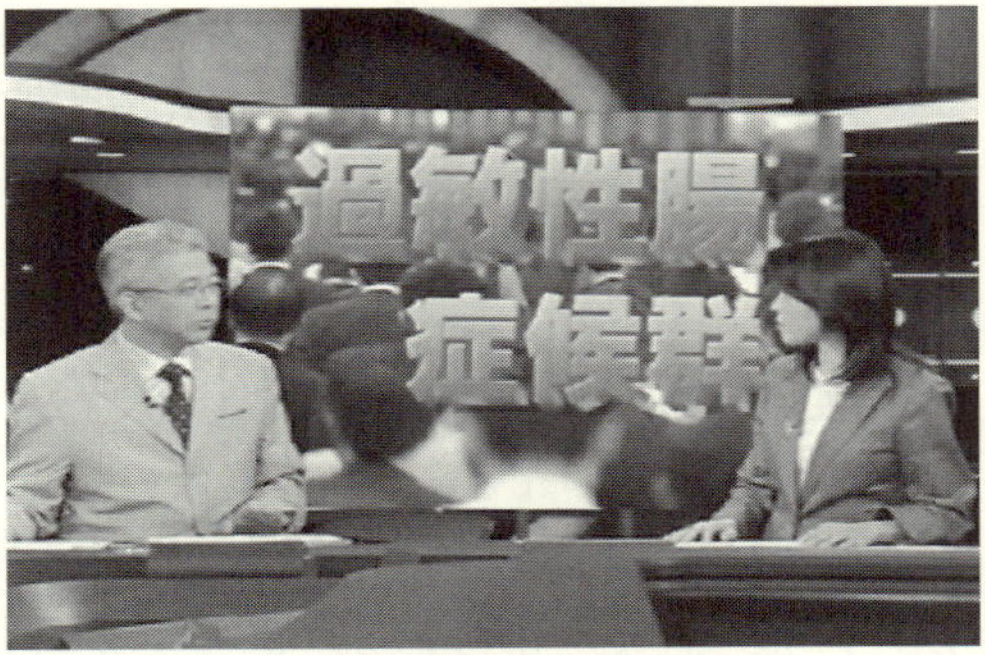

図1-1　21世紀に社会問題化してきたIBS
（NHKニュース10・2004年10月15日放送）

この番組では、周防正行監督の映画『シコふんじゃった。』の一場面が紹介されている。竹中直人扮する大学の相撲部員がＩＢＳに罹っており、試合の前になると、腹痛と便意が起こるので、ＯＢが苦笑しているという場面である。番組では、この映画のユーモラスな場面とは裏腹に、ＩＢＳを持つ個人の生活がいかに大変か、患者さんたちの肉声も紹介され、社会的な問題として、正面から取り上げられたのである。

ＩＢＳは心因性なのか

ＩＢＳが腸の機能の異常によるものであることは、大腸を中心とする消化管を検査してみないと基本的にはわからない。病院でどんな検査をするかといえば、便潜血《べんせんけつ》検査、尿検査、血液検査、大腸X線検査あるいは大腸内視鏡検査などである。これらの検査で異常がないことを確認する。場合に応じて、腹部X線検査、腹部超音波検査、上部消化管内視鏡検査も行う。似た症状の別の病気――たとえば大腸癌や炎症性腸疾患――と区別する必要があるからだ[3]。

便に血が混じる、自然にやせる、熱が続く、などの症状はIBSでは起こらない。腹痛と下痢・便秘のほかにこれらの症状がある場合は、医療機関でしっかり検査する必要がある。検査の必要性と組み合わせは年齢、体質、既往歴、家族歴、症状の組み合わせ、診察所見で異なる。

ここで強調したいことがある。症状が続くのに通常の臨床検査で異常がない場合、どう考えるのか、という問題である。通常の臨床検査で異常がなければ、それは正常である、と考える人もいるだろう。これは、現在の科学を完全なものとする立場である。ではその場合、症状の原因を何と考えるのか。ここで、心理的な原因という考えが出てくる。症状が続くのに、通常の臨床検査で異常がなければ、心理的な原因、つまり心因によって症状が続いている、と解釈するのである。

しかし、心因とは何だろうか。心理的な原因からどのように症状が発生するのか、科学的に説明できなければならないはずである。心因とは便利な言葉だが、症状に心因というレッテルを貼ってしまえば、何となくそれで説明が済んでしまったような気分になってしまう。もっと科学的に謙虚な姿勢はないだろうか。著者はあると考える。現在の科学が不完全で臨床検査にも限界があると考えれば良いのである。一九世紀の科学者は、一八世紀の科学者を超えた。二〇世紀の科学者は、一九世紀の科学者を超えた。われわれ二一世紀の科学者は、二〇世紀の科学者を超えるだろう。ならば、二一世紀の科学者も、われわれを超えるはずである。科学は実際に日進月歩であり、つねに不完全である。このことは、ＩＢＳについても当てはまる。

ＩＢＳの患者をたくさん集めて心理検査をすると、うつと不安を中心とする神経質な傾向が出る。そのような細やかな性質を持つ人がＩＢＳになりやすいようだ。これらから、上述のようにＩＢＳも心因性の病気だと考えられた時期があった。腸の神経症とされたのである。

しかし、この見方は、今では否定されている。専門的な検査で、腸を人工的に刺激すると、本当に内臓が感じやすいことがわかった。しかも、一人一人の患者を診《み》ると、神経症と診断できない人もたくさんいる。ＩＢＳは神経症と同じではない。通常の臨床検査は、癌や潰瘍を見逃さないためにつくられたものである。腸の機能はわからない。腸の機能を科学的に分析するためには、専門的な検査をしなくてはならないが、ＩＢＳの専門的な検査は、通常の医療機関ではできるものではない。そこで、われわれ専門医が世界中から集まって、どの医療機関でもできる診療方法を、後述のように提案している。

ＩＢＳのインパクト

ＩＢＳが最近、重要視されるようになった理由がいくつかある。まず、数の力である。非常に患者数が多いことがわかったのである。調査方法にもよるが、ＩＢＳの症状そのものは先進国では全人口の一〇～二〇％程度に及ぶ[4]。最近の概念に基づくＩＢＳの一年間の罹患率は一～二％、若年層で二五％の高率を占めると概算されている。

日本もその例外ではない。著者の教室の金澤素が仙台市内の健康診断受検者を対象に、後述する国際診断基準で調査したところ、受検者の一四％がＩＢＳの基準に当てはまっていた(5)。プロローグでも述べたように、五人から一〇人が集まれば、その中の誰か一人がＩＢＳの症状を持っていても不思議ではないのである。数が多いということは、それだけ、多くの人びとの健康に関連する問題であるということだ。全人口に占めるＩＢＳの割合が高いだけではない。診療場面でも患者がきわめて多い。

アメリカ消化器病学会は、世界の消化器病学会の中でも、最も高水準の学会と言ってよいであろう。そのアメリカ消化器病学会の会員九〇〇人を無作為に抽出し、ＩＢＳの診療統計を調べた研究がある(6)。全診療の一九％をＩＢＳが占め、三五％がＩＢＳを含むその類縁疾患であった。一方、イギリスの一般医を受診する消化器病患者の三〇％がＩＢＳであり、一四％がその類縁疾患であった(7)。日本でもＩＢＳクラブという学術団体で、消化器系の一般内科を受診する外来患者の全国調査を行った。著者の教室の篠崎雅江は、その三一％がＩＢＳ症状を持つことを報告している(8)。

ＩＢＳは生命を脅かす疾患ではない。医師になりたての頃、ＩＢＳの研究をしている、と同僚に言うと、「そんな死なない病気の研究をして何になる」と言われたものだ。しかし、診療してみると、来る患者、来る患者が皆、非常に困っているではないか。そういう場合に信用するべきなのは、患者と接した自らの体験である。本に書いてあることでも、偉い先生の発言でも、周りの意見でもない。この体験を実証するデータが出てきた。

病気になったらQOLがどう悪くなるかを健康関連QOLという。それを測定するための三六問の質問紙（SF—36）を使い、一般人二四七〇人、IBS患者八七七人でQOLの違いを検討した研究がある。[9] この研究では、見事にすべての項目にわたってIBS患者のQOLが低下しているという結果が出た。しかも、IBS患者のQOLの低下の程度は、人工透析患者やうつ病患者と同程度である。

こんな研究もある。IBSに対する医師と患者の意識の違いを見たノースカロライナ大学のダグラス・ドロスマンの研究である。[10] その研究によれば、IBSに対して、医師はほんの軽い障害としか認識していないが、患者の側は症状をつらく苦しいものと明瞭に捉えている。患者グループの三分の一は四週間の観察期間中に少なくとも一日あるいは一回、IBSのために病休を余儀なくされ、社会活動に悪い影響が出ている。[11] しかも、主要文明国では、IBSが医療費に及ぼす悪影響も甚大である。

以上の要因により、全医学論文におけるIBSの論文総数も増加している。[4] 医学全体の中でもIBSは次第に重視されてきているのである。

IBSの歴史とウォルター・キャノン

たった一つの病気や現象の裏にも、人間のドラマがある。ローマは一日にして成らず、である。

歴史的なところからはじめよう。もともと、現在ＩＢＳと呼ばれるような病気があるのではないかと概念的に考えられはじめたのは、アメリカの南北戦争の時である。南北戦争の時、兵士の中に極端な腹痛や下痢などの強い消化器症状のために前線に出られないという人が続出した。当時、アメリカ陸軍省の医務官だったダ・コスタが、神経が原因で消化器症状が出ることがあると報告し、神経性の大腸の症状という概念が誕生したのである[12、13]。

戦争は、通常では考えられないほどに極度のストレスが生じる状況である。このため、戦争を契機として、新しい病気の種類が提案されることがあるのだ。たとえば、外傷後ストレス障害（Post-traumatic Stress Disorder：PTSD）もベトナム戦争の時に概念化された。これは、激しい戦闘場面の恐怖感を潜在意識に残したまま、アメリカに帰還した兵士に多発した障害である。帰国して、平和な日常生活を送っていても、突然、戦闘場面の映像、音、臭気、振動などの記憶が強く何度も蘇《よみがえ》ってくるため、日常生活に支障をきたしてしまう。これをフラッシュバックと呼んでいるが、その引き金になるのは、残酷な映像、花火の打ち上げ音、マッチの火薬のにおいなど、さまざまな刺激である[14]。

これと同様に、ＩＢＳという病気は極度のストレス状況から認識されてきたものである。ストレス反応の研究は主に臓器の形態変化や生理変動を検出することでなされてきた。形態とは、ものの形のことである。臓器がどのような構造をしているのか。神経がどのように走っているのか。脳の細胞と心臓の細胞はどこが違い、どこが同じなのか。ある病気になると臓器の形がどのように異常になるのか。これらを解き明かす学問を形態学と呼ぶ。基礎医学の中では解剖学と病理学がこれに属している。

生理とは、生物の働きのことである。臓器がどのような作用をしているのか、神経はどのように働くのか、脳の働きと心臓の働きがどのように繋がっているのか、ある病気になると臓器の働きがどのように異常になるのか。これらを解き明かす学問が生理学である。

代表的な生理学者を挙げよう。ウォルター・キャノン（Walter B. Cannon, 1871－1945）である（図1－2）。キャノンは、怒りや恐怖などの情動と同時に消化管運動が変化することを発見したが、その時、彼はまだハーバード大学医学部の学生であった。

当時、ドイツのレントゲンによってX線が発見されたばかりであったが、キャノンはX線を使えば、生体の内臓の情報が得られるのではないかと考えたのである。そこで、X線を通さない材料を餌に混入し、それを動物に食べさせ、消化管の作用を観察するという実験を行った。この実験によって、生体の消化管運動が観察できるようになったが、ネコを使って実験をしていたある日、恐怖によって身をすくめているネコの胃腸の運動が静止していることにキャノンは気づいたのである。ハーバード大学の図書館に行くと、今もこの時のキャノンの自筆の実験ノートが残されている。

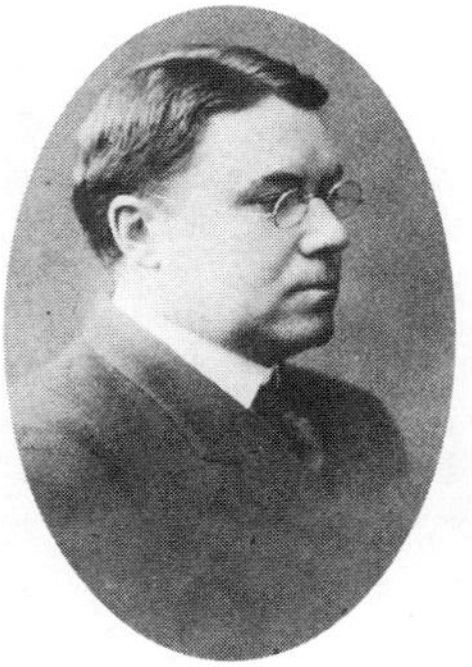
図1－2　ウォルター・キャノン（Saul Benison, A., Clifford Barger and Elin L. Wolfe：*Walter B Cannon ; The Life and Times of a Young Scientist*, Belknap Harvard 表紙より引用）

この研究を契機として、キャノンは恐怖を感じているネコの血液の中で、アドレナリン（彼自身はシンパセチンと呼んでいた）とノルアドレナリンが著しく増加していること、これらのホルモンは消化管運動を抑制する作用があることを次々に発見した。[15] 後に彼は、ハーバード大学医学部生理学の教授に就任し、二〇世紀を代表する大生理学者になる。

キャノンと東北大学の縁

ここでキャノンを取り上げるのは、著者と研究テーマが近いほかにもたくさんの理由がある。アメリカの大学の医学部は日本の大学院に相当するものであり、通常の大学生活四年間で学士を取得した後、さらに医学部四年間を修了し、MD（Medical Doctor）の称号が得られる。キャノンは最初の四年間もハーバードであったが、ここでプラグマティストとして知られる哲学者・心理学者のウィリアム・ジェームズに師事し、心理学を学んだ。[16] この時、すでに情動の研究への関心ははじまっていた。

キャノンは中西部の田舎町の出身者で、父親が正規の医学教育を受けていない医者であったために、上昇指向が強く、大変な努力家であった。X線を使った実験をはじめた当時は放射線の害がまだよく知られていなかったため、彼は動物を自分の足の間に挟んでX線透視する機会が多く、このために後年ひどい放射線障害を内股に負った。華々《はなばな》しい活躍の陰には放射線障害との苦闘が存在したのである。

キャノンの時代にアメリカで活躍する二人の日本人がいた。野口英世と高峰譲吉である。野口英世はロックフェラー研究所におり、病原微生物の狩人として、多数の実験動物を使っていた。そのため、動物実験に反対する団体の標的にされ、一時は研究者生命の危機に立たされた。キャノンは野口への攻撃の中に東洋人への偏見が含まれていることを見抜き、適切な動物実験が医学と医療の進歩には必要不可欠であることを説く、堂々とした論陣を新聞に展開し、野口の危機を救った。

高峰譲吉は消化酵素タカ・ジアスターゼの発見の後、キャノンと副腎髄質《ふくじんずいしつ》ホルモンの抽出競争に入り、二人はいわばライバル関係にあった。しかし、高峰が副腎髄質抽出物のホルモン単離に成功し、これをアドレナリンと命名すると、この業績を素直に認め、むしろその生理作用の解明に心血を注いだのである。

キャノンと因縁の深い日本の大学がある。東北大学である。東北大学医学部教授の佐武安太郎は、キャノンと競って副腎髄質ホルモンの生理作用を研究していた。カリフォルニアの日系移民排斥運動、日米の軍事衝突の危険性が高まる暗い世情の晩年、キャノンは佐武がいる東北大学を訪問し、講演した。交通が発達した現在と戦前の情勢を比べると、いかに東北大学の研究が当時から世界水準であったか、そして、キャノンがいかに公平で明るい研究熱心な科学者であったか、これらの二つがわかるのである。

著者が現在専門にしている心身医学、行動医学もキャノンによって基礎づけられた。アメリカ心身医学会を作ったのは、ヘレン・ダンバーとキャノンである[17]。キャノンは生理学という基礎医学の研究者であったが、消化器症状に悩む患者の相談に乗るなど、臨床医学への関心もつねに高かった。バリウムなどのX線を通さない物質を飲用することによって消化管の画像診断ができるのも、その源流に彼の仕事がある。

キャノンが亡くなった後も、アメリカ心身医学会は生物心理社会モデルのジョージ・エンゲル[18]などを輩出し、世界のストレス研究を先導し続けている。アメリカ心身医学会では、若手研究者賞(Early Career Award)を年一度、一人にだけ授与している。著者は一九九四年にその賞を奇しくもアメリカ人以外としては初めて受賞し、講演の機会を与えられた。その中で、著者は東洋の島国の研究者も正当に評価をしてくれるアメリカ心身医学会の公平性に感謝し、アメリカ心身医学会を創立したキャノンと日本人研究者との関連について言及することができた。

セリエの功績

キャノンに続く時代にストレスの概念を打ち立てたのは、プロローグでも紹介したハンス・セリエ(Hans H. Selye, 1907－1982)である(図1－3)。セリエはもともとは病理学者であった。オーストリア・ハンガリー二重帝国の貴族として生まれたが、第一次世界大戦の敗戦、チェコスロバキア独立によって故国を失い、カナダのマギル大学で身分不安定な研究員としての日々を送る[19]。

セリエはマギル大学で、卵巣からホルモンを抽出しようとして実験に失敗する。失敗とはこういう意味だ。医学では特異的な作用を持つ物質の発見が尊ばれる。フレデリック・バンチングとチャールズ・ベストによるインスリンの発見はその代表と言えるだろう。セリエは卵巣抽出物が病理学的に確かな、つまりは目に見える変化を引き起こすことにいったんは喜んだ。しかし、問題はその次にあった。卵巣抽出物を含まない溶媒もまた、同じ病理学的な変化を起こしたのである。特異性がなければ医学的な意味はない。

そして、そこからがセリエの独創であった。この時の目に見える変化とは、胃の潰瘍性病変、胸腺の萎《い》縮《しゅく》、副腎皮質の肥大という内臓の肉眼的形態変化であったが、この場合の特異性を超えた変化とは、一般的な、より普遍性が高い変化なのではないか。このようにして、最初に汎適応症候群、後にストレスと呼ばれる概念が誕生したのである。その後多くの研究がなされ、ストレスは循環器、呼吸器、消化器、内分泌・代謝、免疫など、身体のほとんどの臓器の機能や形態に影響を及ぼすことが解明されている。その多くは悪影響である。

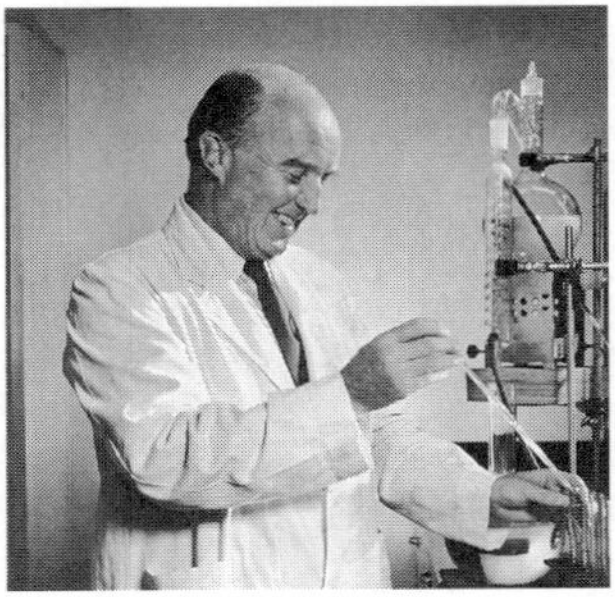

図 1–3　ハンス・セリエ
（© PRS/PPS 通信社）

東北大学はセリエとも因縁が深い。東北大学には戦前から続く英文の医学総合雑誌（*Tohoku Journal of Experimental Medicine*）があるが、この雑誌にセリエは二編もの論文を掲載している。

IBS命名まで

ＩＢＳの話に戻る。キャノンによって、情動が消化管機能を変え、これが症状を起こすことが初めて報告された。キャノンは生理学者であるが、その頃は基礎医学と臨床医学の垣根が低く、実際に患者の相談を受けることもあったのである。当時はまだ、この病気にきちんとした名前がついていたわけではない。

ＩＢＳと呼ぶべき状態があるとはっきり言われるようになったのは第一次世界大戦後である。Ｓ・ジョーダンが「イリタブル（過敏性）・コロン（大腸）」としてこれを報告した[12、13]。最初は症状の原因が大腸だけだと思われていたので、こう呼ばれたのである。その後、ヘンリー・ボッカスが消化器病学の教科書に大々的に取り上げ、イリタブル・コロンという病名が広く知られるようになった[20]。

日本でこの病気が認められたのは、東北大学内科・黒川利雄門下の松永藤雄（弘前大学）と山形敞一（東北大学）が競って本疾患の研究を行ったためである。松永は過敏性大腸、山形は刺激結腸と訳している。いずれも数十年の時を経た今も、その慧眼《けいがん》がしのばれる名訳だ。その理由は本書を読み進むとよくわかるはずである。

その後、この概念が広く認識され、過敏性大腸症候群という名でほぼ統一された。そして、いろいろ調べていくうちに、大腸だけではなく、小腸などのほかの消化管も関係していることがわかり、「イリタブル（過敏性）・バウエル（腸）・シンドローム（症候群）」というように変わった。現在はＩＢＳで完全に統一されている。

石田三成もＩＢＳか

歴史上の有名人で、ＩＢＳだったのではないか、と思われる人がいる。まずは日本人である。司馬遼太郎の著作に描かれた登場人物の人となりから分析してみる。(21) その筆頭が石田治部少輔三成である。言わずと知れた、天下分け目の戦いであった関ヶ原の合戦の西軍の中心人物である。中心人物とはいえ、西軍の大将ではない。西軍の大将は毛利輝元であり、大坂城（当時は大阪でなく大坂）にいた。石田三成は豊臣政権下の能吏であり、きわめて神経の細やかな人物であったらしい。

三成の神経の細かさを示す挿話は多い。一つだけを挙げる。豊臣秀吉が近江のとある寺で休憩を取った時、喉の渇きを覚え、飲料を所望した。すると、最初は薄くぬるめの茶がたっぷり、中程に中程度の茶がほどよい量で、そして最後に熱く濃い茶の少量が供された。その気配りに感心した秀吉が、この供応の主を問うたところ、まだ寺の小僧であった。その小僧が後の三成である。三成は筋の通らないことが嫌いで理屈っぽく、豊臣家の武将で勇猛果敢な性質の加藤清正と福島正則とは全く気が合わず、犬猿の仲であった。

太閤秀吉と大老前田利家が死んだ後、内府徳川家康は俄然《がぜん》、実権掌握の動きを見せはじめる。政権は豊臣家のものであると考える忠臣三成は、豊臣恩顧の大名たちを秀吉の遺児秀頼のもとに馳せ参じさせようと画策した。しかし、豊臣恩顧大名の中心にいるべき加藤清正と福島正則は三成の仇敵《きゅうてき》である。この二人は秀吉の正夫人おねに育てられたため、秀吉の側室であり秀頼の母でもある淀君とは対立していた。結局、おねは家康側につくように清正と正則に指示する。三成は家康を打倒しない限り、豊臣政権に未来はないと考え、挙兵する。こうして、三成の論理と現体制の維持に同意する西軍と、家康の政治力と新体制の利益配分に期待する東軍が関ヶ原で激突した。結果は周知のごとく、東軍家康の勝利に終わったのである。

戦いに向かう途上、三成は腹痛と下痢に悩まされたという。自分自身の生命、豊臣家の運命、価値観のすべてがかかった戦いである。神経の細やかな三成にとって、大変なストレスであったことは間違いなかろう。

実は、三成の敵、徳川家康にも類似の挿話がある。(22) 甲斐の武田信玄が遠江・三河・尾張・美濃を踏みつぶして上洛《じょうらく》しようとした時のことである。領主は遠江・三河が徳川家康、尾張・美濃が織田信長であり、両者は同盟を結んでいた。遠江は武田の領国駿河の隣国である。そのため、まず、武田信玄対徳川家康の戦いになった。三方ヶ原の戦いである。

信玄は魚鱗《ぎょりん》の陣、家康は鶴翼《かくよく》の陣で対峙《たいじ》した。魚鱗の陣は密集隊形のまま突撃し、敵を粉砕する作戦、鶴翼の陣は敵正面に広く陣を展開し、戦闘開始とともに敵を包囲して殲滅《せんめつ》する作戦である。徳川軍には同盟の織田軍が援軍として一翼に参加していたが、自国領にまだ脅威が及んでいないため、戦意に乏しかった。信玄はその織田軍の戦意のなさを見てとり、その弱点から急に崩しにかかったのである。

徳川軍の意図しない拍子に戦闘がはじまった。そして、瞬《またた》く間に、武田の騎馬軍団が徳川軍を蹂躙《じゅうりん》した。家康は敗走し、居城である浜松城に逃げ帰る途中、武田の追撃部隊に捕捉されそうになる。その極度のストレスの中で、家康は便を失禁したのである。身代わりとなった家来夏目正吉の必死の抵抗で家康は浜松城に帰還した。この時、家康は迎え入れた家老鳥居元忠に、鞍《くら》の臭気を指摘されたが、憮然《ぶぜん》として無視したという。

ローマ皇帝を悩ませたＩＢＳ

世界中が知る歴史上の人物の中にも、多分ＩＢＳだろうという人がいる。ローマ帝国の初代皇帝アウグストゥスである。こちらは、イタリアのインドロ・モンタネッリ著の『ローマの歴史』を参考に分析してみよう。[23] アウグストゥスというのは元老院が贈った尊称で、尊厳なる者という意味だ。本名はガイウス・ユリウス・カエサル・オクタヴィアヌスで、この名前からもわかる通り、ユリウス・カエサルの養子にして、カエサルの妹の孫である。

アウグストゥスは見かけが青白くひよわで、腸が弱く、湿疹と気管支炎に悩んでいた。無論、腸が弱いというだけでは本当にＩＢＳであったかどうかはわからない。六〇歳を過ぎてからリウマチに罹患したという話もあるから、炎症性腸疾患であった可能性やアレルギー性胃腸症も否定はできない。しかし、他疾患に比べて圧倒的にＩＢＳの頻度が高いこと、ＩＢＳも気管支喘息やアトピー性皮膚炎との合併があること、アウグストゥスが生涯これらの慢性疾患に悩みながらも七六歳までも生きたこと、小食で、酒も飲まず、つねに腹巻、襟巻、毛糸の帽子を身につけ、常備薬を携帯し、侍医《じい》を身辺に置いていたことなどを考え合わせると、ＩＢＳであった可能性が最も高い。

アウグストゥスの神経は非常に過敏であり、戦陣では隙間風にもびくびくするようであった。しかし、一八歳にしてカエサル暗殺後のローマの混乱を怜悧《れいり》に治めた。そして、政敵のブルートゥス、カッシウス、アントニウス、クレオパトラを次々に倒し、官僚組織を作り、市民生活を安定させて、ローマ帝国の基礎を築いたのである。

アウグストゥスは謹厳実直、真面目かつ簡素な生活ぶりで、死ぬ当日まで仕事をしていた。彼は妻リヴィアの尻に敷かれ、娘ユリアの不行跡に頭を悩ますストレス満載の個人生活を送り、絶望して死を考えたこともあったが、公務の責任を感じて思い止まったという。もっと後の時代の五賢帝を見ても、ネルヴァは胃病持ち、哲学者でもあったマルクス・アウレリウスは胃潰瘍であった。古代の大文明国ローマ帝国の最良の皇帝六人中、三人が慢性の消化器病に悩んでいたわけである。

すべての道はローマに通ず——過敏性腸症候群のローマⅢ診断基準

ここでちょうど、永遠の都ローマが登場した。IBSは今、ローマⅢ基準という診断基準で判定されている[24]。この診断基準では、IBSとは、腹痛あるいは腹部不快感が、ある一定期間、繰り返して起こるものを指す。しかも、その腹痛あるいは腹部不快感は、はっきりした便通異常を伴うもの、と定義されている[25]（表1）。そして、通常の臨床検査では愁訴の原因となる器質的疾患が認められない。

ある一定期間とは、腹痛や腹部不快感が一ヵ月につき少なくとも三日以上起こるもので、それが最近三ヵ月は続かなくてはならない。また、はっきりした便通異常とは、腹痛や腹部不快感が、①

表1　IBSのローマⅢ基準

■腹痛あるいは腹部不快感が
■最近3ヵ月の中の1ヵ月につき少なくとも3日以上を占め
■下記の2項目以上の特徴を示す
　(1) 排便によって改善する
　(2) 排便頻度の変化で始まる
　(3) 便形状（外観）の変化で始まる

*少なくとも診断の6ヵ月以上前に症状が出現し、最近3ヵ月間は基準を満たす必要がある。
**腹部不快感とは、腹痛とはいえない不愉快な感覚をさす。
病態生理研究や臨床研究では、腹痛あるいは腹部不快感が1週間につき少なくとも2日以上を占める者が対象として望ましい。

(Longstreth, G.F., et al., *Gastroenterology 130*：1480－1491, 2006から引用)

排便によって良くなる、②排便回数が以前と変わる、③便の外観が変化する、の三つの中の二つ以上に該当するものである。

そう聞くと、「そんな簡単な診断基準でいいのか」と思う人もいるだろう。また別の人は、「何と複雑で面倒な診断基準であるのか」と思うかもしれない。それでいいのである。専門医の中にも、「こんな問診だけで片づく簡単な診断方法はあてにならぬ。もっと精密で科学的な検査方法を行って診断せねばならない」という人がいる。また、それとは逆に、「三ヵ月でも一ヵ月でも、症状が続く分には五十歩百歩ではないか？　三ヵ月という期間なんぞにこだわらずに、一ヵ月で診断したいものだ」という人もいる。

そこで、いろいろな意見の専門医、それも、この病気についてたくさんの論文を発表している連中が、学会で顔をあわすたびに侃々諤々《かんかんがくがく》の議論を行い、雑誌上で論戦を長年行ってきた。そうして、最後にイタリアの首都ローマのホテルに缶詰になって診断方法を決めた。それがこの基準なのである。[24]

よく見ると、「ローマⅢ」と、最後にローマ数字の三がくっついている。これは、第三版、という意味である。第一版の公表が一九九〇年、公刊が一九九二年である。[26]第二版が出たのが一九九九年[27]で、ローマⅡと呼ばれ、この辺から有名になった。[28]第三版が出たのが二〇〇六年で、これがローマⅢである。[4]要するに、なんとなくいいかげんに決まった基準などではなく、世界各国の専門医が知恵を絞って決めたものなのである。しかも、同じことをしつこく三度も繰り返した。それは、診断基準を決め、研究データが蓄積されると、必要な条項がはっきりとわかり、無駄な条件が不要になったからだ。

ローマⅢ診断基準の効用

ローマⅢによって、どんな得があるのだろうか。「こんな基準に俺は従わない。俺の患者は俺の基準で診断するのだ」というA医師がいるとしよう。このA医師のもとに、下痢に伴う腹痛が一ヵ月続き、排便するとこの腹痛が改善するという患者が受診する。そして、A医師は独自の診断基準でIBSと診断したとする。実は、この患者は一ヵ月前にひどい食中毒（感染性腸炎）に罹っていた。その後、しばらく下痢と腹痛が続いたのであるが、腸の炎症も和《やわ》らぎ、回復期にある期間にA医師を受診したのである。

ローマⅢでは、この患者はこの時点ではIBSとは診断できない。非特異機能性腸障害（後述）

と診断される。同じ患者がB医師を受診したところ、ローマⅢ基準により、非特異機能性腸障害と診断された。第三のC医師も、独立独歩の診断法をする人で、「一ヵ月症状が続いたのであれば私は慢性下痢症と名づける」と主張する。これらの結果、どうなるか。同じ患者、同じ状態に病名が三つも付くことになるのである。

こんな状態で、IBSの患者がある地域に何人いるのか、感染性腸炎になった後に何%の人がIBSに移行するのか、IBSという病気にどの薬物が適切か、などを科学的に分析できるであろうか。答えは否である。科学的に分析するためには、日本でも、アメリカでも、イギリスでも、イタリアでも同じ基準でなければ意味がない。だからこそ、国際委員会が結成されたわけである。日本からは、この委員会には著者とさいがた病院院長の松枝啓が参与した。このように、ローマ基準は、いつでもどこの国でも使える診断基準を追求する。その証拠に、国際的診断基準であるローマ基準ができたおかげで、IBSをはじめとする類縁疾患の研究は飛躍的に進歩したのである。

もし、アウグストゥスの主治医がローマ時代の名医ガレーノスであったなら、彼は非常に筆まめな男であるので、きめ細かに皇帝の症状と所見を記載してくれていたはずである(29)。そうすれば、二〇〇〇年の時を超越し、紀元前一世紀のローマ皇帝をローマⅢ基準によって、IBSであったかどうかを、二一世紀のわれわれも診断できたであろう。

型	形状	解説
1		小塊が分離した木の実状の硬便・通過困難
2		小塊が融合したソーセージ状の硬便
3		表面に亀裂のあるソーセージ状の便
4		平滑で柔らかいソーセージ状の便
5		小塊の辺縁が鋭く切れた軟便・通過容易
6		不定形で辺縁不整の崩れた便
7		固形物を含まない水様便

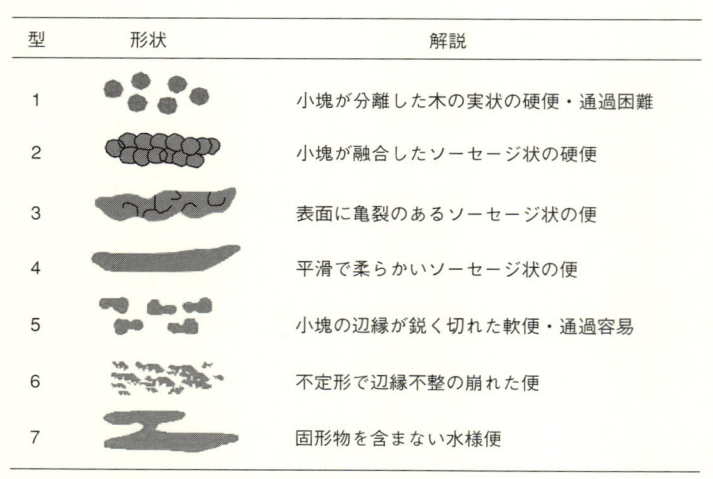

図 1–4　ブリストル便形状尺度概念図（文献 4、25 より引用。一部わかりやすく改変）

便の形でＩＢＳを分類

ローマⅢ基準が便利なのは、ＩＢＳの分類もしていることである。特に、ブリストル便形状尺度というもので、糞便の形（外観）を定義し、その割合で病態を分類している。糞便の形状は図1−4のように定義されている[4、25]。

　これは、イギリスのブリストルにいる医師ケン・ヒートンらが開発したものである。図1−4を見ると漫画のようであり、冗談のようでもあるが、大真面目である。ヒートンらは、高額な検査法によらずに、いかに安く、確実に消化管運動を予測できるかを考えた。この辺が実にイギリス人らしい。その結果、予想に反し、排便回数よりも、糞便の形状が消化管運動をより反映するということがわかったのである。

　このブリストル便形状尺度を使って、ＩＢＳを簡単に四つに分けることができる[4、25]（表2、図1−

5）。まず、便秘型は1型・2型が二五％以上で、かつ6型・7型が二五％未満のものである。次に、下痢型は6型・7型が二五％以上で、かつ1型・2型が二五％未満のもの。混合型は1型・2型が二五％以上で、かつ6型・7型が二五％以上のものをいう。便秘型、下痢型、混合型のいずれでもないものは分類不能型である。ＩＢＳでは便通異常の型は互いに移行し合うことが知られてい

表2　IBS の分類（ローマ Ⅲ）

1．便秘型 IBS（IBS–C）：
　硬便 or 兎糞状便[a]が便形状が 25％以上、かつ、
　軟便 or 水様便[b]が便形状の 25％未満[c]
2．下痢型 IBS（IBS–D）：
　軟便 or 水様便[b]が便形状の 25％以上、かつ、
　硬便 or 兎糞状便[a]が便形状の 25％未満[c]
3．混合型 IBS（IBS–M）：
　硬便 or 兎糞状便[a]が便形状の 25％以上、かつ、
　軟便 or 水様便[b]が便形状の 25％以上[c]
4．分類不能型 IBS（IBS–U）：
　便形状の異常が不十分であって、
　IBS–C、IBS–D、IBS–M のいずれでもない[c]

※ａ：ブリストル便形状尺度１型２型
　ｂ：ブリストル便形状尺度６型７型
　ｃ：止瀉薬、下剤を用いない時の糞便で評価する

（文献 4、25 より引用）

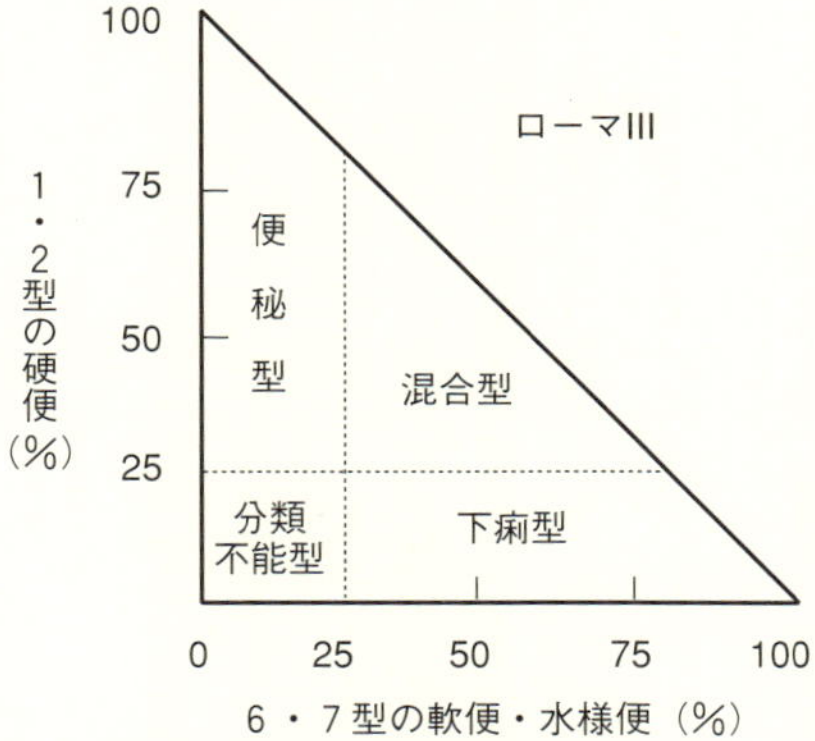

図1–5　IBS の分類方法の図（文献 4、25 より引用）

るので、これらの型分類は、今後の診療水準の向上を狙ったあくまでも便宜的なものである。

大腸癌と炎症性腸疾患——IBSに似た別の病気

腹痛と便通異常を起こす疾患には、IBSのほかにさまざまな病気がある。(3) その中には、早く発見しないと生命にかかわるものがあるため、IBSとの違いを知ることが重要である。

その筆頭が大腸癌である。大腸癌は初期には症状がないが、進行すると、大きく発育した腫瘍《しゅよう》が糞便の通りをさまたげるので便秘になる。せき止められた病変部の上流には糞便やガスがたまるので、大腸の中の圧力が上がり、腹痛を起こす。腫瘍が大腸の内側を完全に塞《ふさ》いでしまう前に見つかることが多い。狭まった場所をうまく糞便が通るような大腸運動が自動的に起こると、便秘が解消されて、排便が起こる。この場合には、後述するように、糞便が柔らかくなる。しかし、せき止められた病変部の上流にたまった糞便はしばしば腐敗する。

腐敗は腸内細菌によって起こる。腸内細菌は有機酸や毒素を作り出し、水分の吸収をさまたげる。このため、大腸癌でも水分が残ったままの柔らかい便や水のような便が硬い便に続いて出ることがあり、このような症状を裏急後重《りきゅうこうじゅう》と呼んでいる。このように、腹痛があり、便秘と下痢を繰り返す点では大腸癌の症状はIBSときわめて似ている。

大腸の腫瘍が腸管の内側を完全に塞いでしまうと緊急の手術が必要になる。大腸癌では腫瘍の細胞が自滅して出血しやすい。このため、便に血液が混じることがある。肉眼で便に血液が混じっている場合にはＩＢＳよりも大腸癌を疑わなくてはならない。癌では早期治療が重要だが、便潜血検査で化学的あるいは免疫学的に糞便の中の血液の混入をチェックすることにより、早期発見できる場合が多い。しかし、それも万全ではないので、大腸の内側を丹念に観察する大腸内視鏡が最も正確な検査である。専門の医師が「見て」診断する方法であり、これが最も確実である。以前は苦痛の多い検査というイメージがあったが、内視鏡機器の進歩と内視鏡医の不断の努力による手技向上により、これらはかなり緩和されていると言ってよい。

大腸Ｘ線造影検査も有用である。これは、肛門からバリウムを注入した上で空気を入れ、大腸粘膜にバリウムの薄い膜を作って大腸の内側の形をＸ線で観察する検査である。大腸は複雑な走行をしているため、造影像が重なった場合には診断できない場合があり、大腸内視鏡に比べて精度は劣る。大腸癌は五〇歳以上になると増え、血縁者で大腸癌に罹った人がいる場合にはその危険性が高まるので、これらの事柄も大腸癌を早く見つける情報として重要である。

ＩＢＳに似た第二の病気は炎症性腸疾患である(3)。炎症とは、簡単に言えば臓器が赤く腫《は》れあがり、熱をもって痛む状態である。炎症性腸疾患とは腸粘膜の炎症が続く病気であり、潰瘍性大腸炎とクローン病の二つに分けられる。

潰瘍性大腸炎は炎症が直腸をはじめとする大腸にあり、粘膜がはがれて潰瘍や軽い潰瘍であるびらんを作る病気である。代表的な症状は粘血便だ。これは、大腸からの出血と粘液が混じりあったものである。潰瘍性大腸炎には免疫系の異常があるため、腸以外の臓器にも炎症を見ることがある。

たとえば、目の虹彩《こうさい》の炎症（虹彩炎）や関節痛（関節炎）が起こることがある。

クローン病は炎症が大腸だけでなく、しばしば小腸や肛門にも及ぶ。炎症の深さも、腸の壁の全層を冒《おか》しうるため、しばしば腸と腸、あるいは腸と腹壁が癒着《ゆちゃく》して、炎症が強い部分に穴を開ける。炎症性腸疾患は患者が出血や発熱の症状に気づいていれば診断しやすい。しかし、自覚症状が腹痛と下痢だけの場合にはしっかり検査をしない限り診断がつかない。

大腸癌も炎症性腸疾患も、病勢が進むと、体重が減ったり、血液中の赤血球の数、ヘモグロビンや蛋白質《たんぱくしつ》の量が減る。腹痛と便秘・下痢に加えて、これらのいずれかを伴う場合には大腸内視鏡検査や大腸X線造影検査を行って、早期に正しい診断をつけなくてはならない。特に五〇歳以上の年齢の人、家系に大腸癌がいる人、重大な病気が心配な人は、大腸内視鏡検査や大腸X線造影検査を行ったほうがよいだろう。

これらだけでなく、場合によっては、上部消化管内視鏡、小腸内視鏡、上部消化管造影、小腸造影、腹部超音波検査、腹部コンピュータ断層撮影（CT）、腹部磁気共鳴画像（MRI）、消化吸収試験、内分泌検査、消化管粘膜組織学的検査などの諸検査で、隠れた疾患を探し出すこともある。最近、カプセル内視鏡やダブルバルーン小腸内視鏡で小腸疾患が診断されることがある。これらを検査して、異常がなければ、やはりＩＢＳの可能性が高いと言える。

必要なのは適切な検査

ＩＢＳに似た病気はこのほかにもある。(3) 大腸憩室《けいしつ》、大腸憩室炎、虚血性大腸炎、腸閉塞、慢性特発性偽性腸閉塞、巨大結腸症、肛門機能障害、内分泌疾患、婦人科疾患、精神神経疾患、などである。そこで、ＩＢＳの診療においては、特にほかの病気とまぎらわしい場合、どこまで臨床検査をするかが問題になることがある。

現代の医療を検査づけと批判する人がいる。しかし、重篤な疾患を見逃さないためには適切な検査が必要だ。その一方で、ある病院で検査を受けても納得できず、別の病院、また別の病院と渡り歩くドクター・ショッピング、検査好きの人がいる。

どのような患者にどのような検査を行うかは、簡単に定式化できそうだが、実は難しい。医療では多くの例外が起こる。医師から見ると例外でも、患者にとっては唯一自分があるだけであり、その医療に最善を求めるのもまた当然である。そこで、医師は、確率の高い診断と治療を行いながら慎重に観察し、少しでも多数例からはみ出した徴候が現れたらそれを見逃さずに対処しなくてはならない。

医学・医療は絶対を求めて進歩してきたが、いまだに不確実なところがある。一度の検査で正常に見えても、数年・数ヵ月の間に新たな病変が顕在化することすらある。どんな有名病院、どんな名医でも医療に絶対はない。その不確実性の説明を省略していたのが過去の医療であり、不確実性に正面から医師と患者が向き合い、情報を交換しながら、患者にとって得心のゆく措置を探るようになったのが、現在のインフォームド・コンセント重視の医療であると言えよう。

類縁疾患のさらなる分類

ＩＢＳに似た病気はさらにある。ＩＢＳの類縁疾患群のことだ(4、25)。ＩＢＳはローマⅢで明快に定義されているが、定義を明快にする、ということは、曖昧な状態を許さずに、類縁症状もすべて国際的に決めてしまえ、ということにほかならない。それで、ＩＢＳに類似しているが、ＩＢＳとは言えない多くの障害を同時に定義する必要が生じる。

腹痛・腹部不快感のない下痢はＩＢＳではない。これを機能性下痢と定義する。腹痛・腹部不快感のない便秘はＩＢＳではない。これは機能性便秘である。腹部膨満感・腹部膨隆が主体で腹痛・腹部不快感・便通異常のないものはＩＢＳではない。これを機能性腹部膨満症と定義する。腸由来らしい症状があるが、ＩＢＳでも、機能性下痢でも、機能性便秘でも、機能性腹部膨満症でもない障害は非特異機能性腸障害である。以上の疾患群が機能性腸障害である。

機能性腸障害がこのように明快に同定されると、機能性腸障害に類似しているが、症状を作り出す消化管の部位が異なるほかの障害も同時に定義しなくてはならない。便通異常のない腹痛は機能性腸障害ではない。このような患者は機能性腹痛症候群と診断すべきである。食後の胃のもたれや上腹部膨満感を主体とするが、上部消化管内視鏡検査で胃癌、胃潰瘍、強い胃炎がない場合は機能性腸障害ではない。このような患者は機能性胃腸症（機能性ディスペプシア）と診断することにしよう。ちなみに、機能性胃腸症という病名は東北大学の本郷道夫によって提案された。ディスペプシアでは、患者も家族も診断書を出された職場も理解しにくいからである。

こうして、IBSに似て非なる病気も細かく分類して、いつかは、それぞれの疾患ごとに、最も早く良くなる治療法を見つけよう、という算段である。

その後のAさん

さて、AさんはIBSであった。同時に、パニック障害も合併していた。パニック障害とは不安障害の一種であり、突然起こるパニック発作とそれがまた起こったらどうしようという予期不安が特徴である。[14] パニック発作とは、強い恐怖・不快感が、動悸、胸痛、呼吸困難、発汗、震えなどの自律神経系の興奮症状四個以上とともに、突然起こり、通常一〇分以内に頂点に達するものだ。パニック発作では、自己制御喪失感、現実喪失感、このまま死ぬのではないかという恐怖感などを伴うことが多い。東北大学の遠藤由香と吉澤正彦は、IBSとパニック障害がしばしば合併することを報告している。[30、31]

Aさんは不安そうな表情で東北大学病院心療内科を受診した。初診で症状の起こり方を聞くと、「症状をちゃんと聞いてもらったのは、はじめてです」と喜んだ。しかし、症状の増悪《ぞうあく》因子としてのストレスに話が及ぶと、不機嫌な顔になり、「職場が忙しくて大変で」とだけ言い、あとはあまり話したがらなかった。生活スタイルを聞くと、心身ともに不調であるのに、深夜まで仕事をし、カフェインの摂取量が多いことがわかった。

診察は、全身を診る。胸部の聴診では異常はない。しかし、左下腹部を圧迫すると、非常に痛がる。そして、腸を触知した。ここまでで、暫定的《ざんてい》な診断を告げる。暫定的な診断とは、おおむね可能性が高い病名であるが、病名の確かさは一回の診察では決められないこと、必要な検査を行うこと、夫の病院で行った循環器の検査結果を持参すること、経過を追跡して、診断を絞っていくこと、これらを告げる。

必要な検査を決め、治療に移る。まずは、カフェイン摂取は中止し、仕事量を減らし、睡眠時間を十分に取って、生活を規則正しくすることからはじめる。一週間後に検査結果が出ることを告げ、一回目の診察が終わった。

二回目の診察では、ＩＢＳもパニック障害もどちらも多少は楽になった気もするが、まだ十分でないという。夫の病院で行った循環器の検査結果を持参したが、たしかに、正常所見である。当方の検査結果も詳しく説明すると、安心した表情を見せる。ＩＢＳ単独であれば、腸の薬だけを処方して調整するのだが、パニック障害があるので、抗うつ薬も同時に服用する治療はどうかと提案すると、抗うつ薬服用にはちょっと抵抗があるという。では、最初は腸の薬だけにしましょう、として、二回目の診察が終わった。

三回目の診察では、ＩＢＳはだいぶ改善してきた、と喜ぶ。しかし、パニック障害がいつ起こるのか不安だという。そこで、仕事が忙しくてパニックになるようなことはないか聞いてみる。すると、一回目の診察では言葉を濁していた職場のストレスについて、堰《せき》を切ったように話しはじめた。

話し終わる頃には、「こんなんじゃいけませんね」と涙ぐんだ。「よくお話しくださいましたね。情動を言葉にすると、病気がだいぶ良くなるというデータもあるのですよ」と話すと納得したようで、早く改善するのであれば、抗うつ薬を服用しても構わないという。そこで、どの抗うつ薬が良いのか、どのような仕組みと作用を持つのか、どのような副作用があるのか、いつまで続けるのか、を話し合う。

四回目の診察では、ＩＢＳはかなり良くなり、パニック障害もあまり感じない、電車に乗るにも抵抗がなくなった、という。五回目の診察では、「先生に、周りの支持してくれる人と話し合うのも大事ですよと言われたので、あんまり格好良くばかりしていないで、前から公正な人だろうと感じていた役員の一人と話してみました。すると、大変よくわかってくださって、自分にできることはやってみよう、と言ってくれました」と明るい顔で報告した。ＩＢＳもパニック障害も気にならなくなったという。そこで、病状が良くなったのは喜ばしいが、しばらくは通院して、安定した状態が長い時間続いた後で治療を終えることを提案した。

さて、ここまでで、現代社会に特有な腸の病気の代表格、ＩＢＳの概略が知れたであろう。Ａさんは ＩＢＳとしては、軽症、中等症、重症のうち、中等症、その中でも軽症に近いほうだ。しかし、これで腸の言い分を十分に聞いたとは言えないようである。次章では現代社会から一挙にワープして過去にさかのぼってみよう。

第２章

世界は
腸からはじまった

はじめに腸ありき——腸と生物の進化

太陽は今から約四六億年前に誕生した。原始の太陽の周りに漂っていたガスや星雲が衝突しながら球体を作り、地球が誕生した。原始の地球は地熱と溶岩で生き物のいない死の世界であった。やがて、地中の水が熱せられて蒸発し、地表を覆うガスの中で冷却され、雨となって地表に降り注いだ。雨は何年も降り注ぎ、川となって窪地《くぼち》に溜まり、湖を作り、やがて、原始の海ができた。それから長い長い時間が経過し、約四〇億年前に、最初の生物が誕生した。

オーストラリアの北部海岸には、浅く、波穏やかな岩場が広がっている。ここで、最初の生物とされる藍藻類《らんそうるい》と呼ばれる原始的生物の化石が発見された。生物は遺伝子からはじまったのか細胞からはじまったのか。それはさておき、炭素化合物、窒素《ちっそ》化合物、燐酸《りんさん》化合物から自然にアミノ酸や核酸が生成され、生命が誕生したようである。

現在のほとんどの生命はＤＮＡ（デオキシリボ核酸）の遺伝情報をＲＮＡ（リボ核酸）に転写し、これを蛋白質に翻訳するという基本的な仕組みで生きている。これをセントラルドグマという。直訳すれば（生物学の）中心教義だ。これは、ＤＮＡの二重螺旋《らせん》構造発見で、ジェームズ・ワトソン、モーリス・ウィルキンスとともにノーベル賞を受賞したフランシス・クリックが、一九五八年に提唱したものである。[1] セントラルドグマが仕組みとして成立する途中には、ＲＮＡが主体のＲＮＡワールドがあったとする説もある。

生物はここから二方向に進化する。植物と動物である。植物は自分で太陽エネルギーを効率良く利用して生きる方向に進化した。光合成である。光合成を行うには、固着したほうが都合が良い。生体も光合成を担う葉緑体に加え、細胞膜の外側に固い細胞壁という膜を持ち、体をしっかり保って固着するのに向いている。植物は独立して生きるので潔《いさぎよ》い。余談だが、変わり者として、液体の中を鞭毛《べんもう》を使って動き回る細菌がいる。このような細菌はまるで動物のように見えるが、実は細胞壁を持っており、植物である。

　植物に比べ、動物は自分では太陽エネルギーを利用できない。動物はほかの生物のエネルギーを奪って生きる方向に進化した生物である。他方、動物の細胞には固い細胞壁もエネルギー工場の葉緑体もない。柔らかな細胞膜が自己の内界と外界を分けている。その中心部にはＤＮＡが集合した核がある。最も初期の動物はアメーバのように単細胞であった。柔らかな細胞膜を広げてほかの生物を包んで取り込み、食胞（消化器官）を出して消化し、生き延びた。消化は、動物という生命現象の根幹をなすものである。

　やがて、単細胞生物から多細胞生物が生まれた。そして、およそ五億五〇〇〇万年前、一〇〇〇万年ほどの間に、動物は爆発的に進化していった。単細胞生物よりも多細胞生物のほうが生存に適していたためである。生存に適した性質を持つこと。これが生物の重要な本質の一つであり、これに加えて自己複製やエネルギー交換などが本質として挙げられよう。

　生存に適した性質とは、外界の変化に耐えられるということである。気温が多少上下しても、海水中のイオン濃度が急に変わっても、水圧が急に上下しても、びくともしない体でなくてはならない。しかも、食うか食われるかの世界である。敵に食われるよりは敵を食うことが望ましい。動物が取った戦略は、これらの働きを持つ細胞の集団を作ることであった。特定の働きを持つ細胞の集団を器官という。そして、動物が最初に持った器官こそ、腸なのである。

進化から見ても、腸こそ、動物の最初の器官である。[2] 多細胞の動物の中でも最も単純な構造を持つものの代表が腔腸《こうちょう》動物であり、ヒドラがこれにあたる。文字通り、腸が主体の動物だ。ここから、さまざまな形態に動物は進化していったのだが（図2―1）、脳、脊椎《せきつい》、心臓がない動物はいても、腸がない動物はいない。

もう少し進化した動物は、たった一個の細胞である受精卵から発生する。受精卵が分割を繰り返し、器官を作れる程度に細胞が増えると、内側に細胞が管を作りながら伸びていき、身体の腹側に一本の管状の体を作る。これが腸である。腸の入り口は口、出口は肛門である。腸を包む外側の細胞群のうち、背側のものが板状になり、やがて、餃子状に身体の内側に落ち込んで別の管を作る。これが神経であり、やがて脊髄になる。こうして、最も外側の細胞群が身体全体を包み込む皮膚になる。皮膚になる細胞層と原腸の細胞層との間にも細胞は増殖していき、やがて、筋肉や免疫系の細胞群を作る（図2―2）。

発生学では、内部に落ち込んでいく腸由来の器官を内胚葉《ないはいよう》と呼んでいる。腸の一部がふくらんだものが胃であり、胃に至るまでの部分が食道である。胃に続く腸から管の芽が出て、膵管《すいかん》と胆管になり、それが枝分かれを繰り返して膵臓と肝臓になる。胆管が袋状になったものが胆嚢《たんのう》である。食

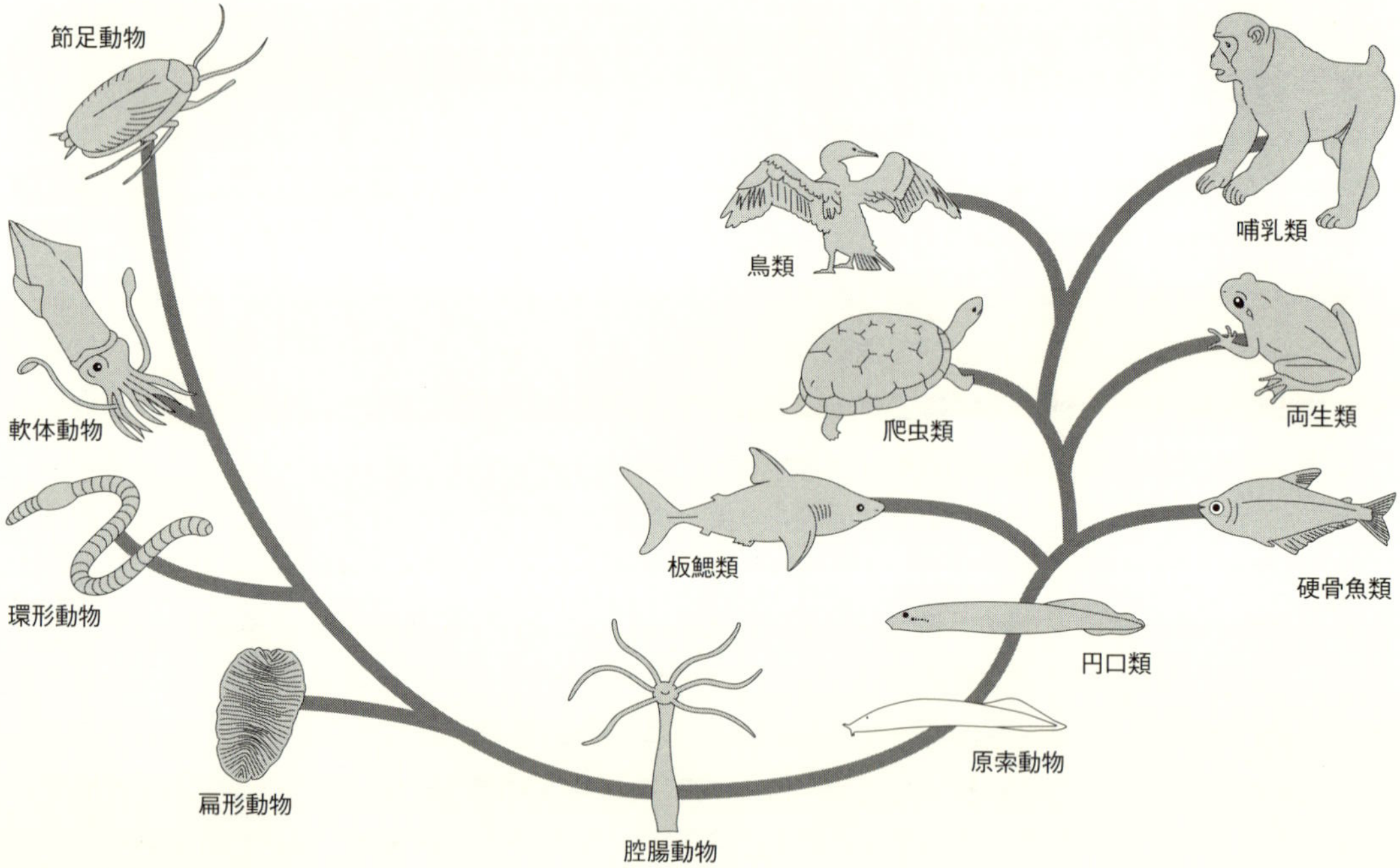

図2-1　進化系統樹の図

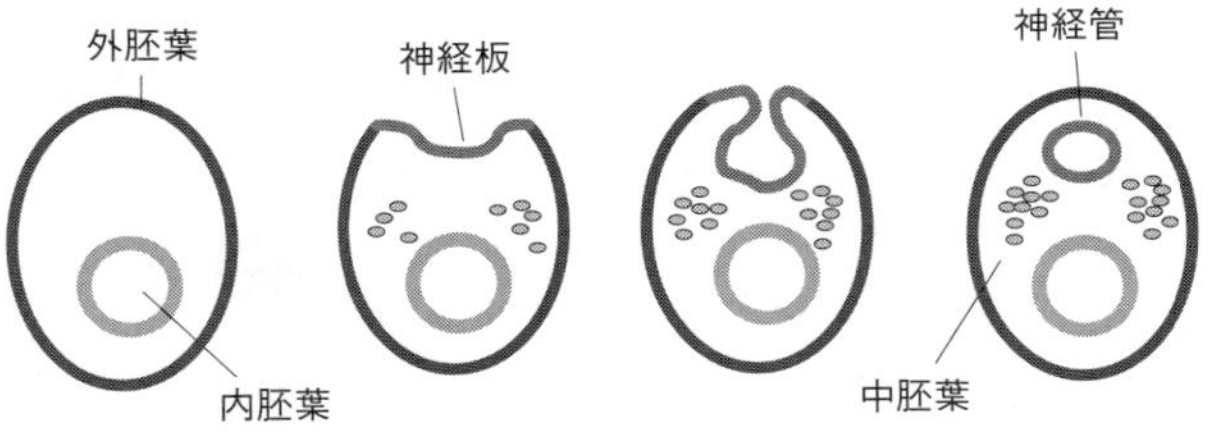

図 2-2　発生の概念図
発生中の動物の横断図。腸の原基になる内胚葉ができた後、身体の最も外側の外胚葉が変形して神経板ができ、これが身体内部に陥入して神経の原基になる神経管ができる。内外の胚葉の間の細胞が中胚葉になる。
（J・ラングマン、沢野十蔵訳『人体発生学　第 3 版』医歯薬出版、1978 年より引用。一部わかりやすく改変）

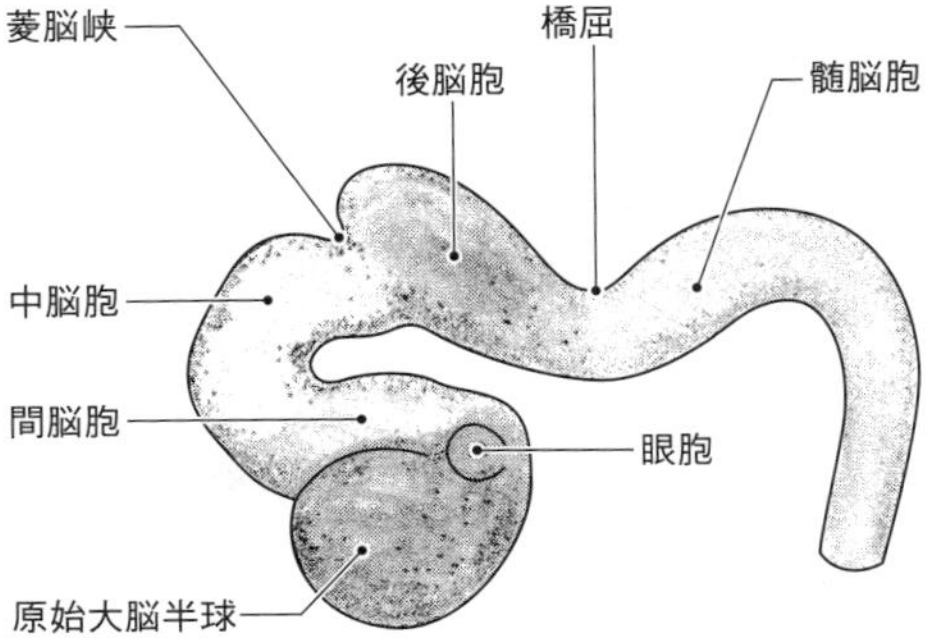

図 2-3　脳の発生図
「個体発生は系統発生を繰り返す」という格言通り、ヒトの脳は管状の構造物の口側の先端が膨大して発生する。図は胎生 6 週初期のヒトの脳である。これが最終的に第 5 章の脳の図のように発達して豊かな大脳半球ができる。
（J・ラングマン、沢野十蔵訳『人体発生学　第 3 版』医歯薬出版、1978 年をもとに作成）

道に到達する前の腸からも管の芽が出て、枝分かれを繰り返し、肺になる。つまり、胸部と腹部の内臓の大部分は内胚葉であり、腸の仲間なのである。

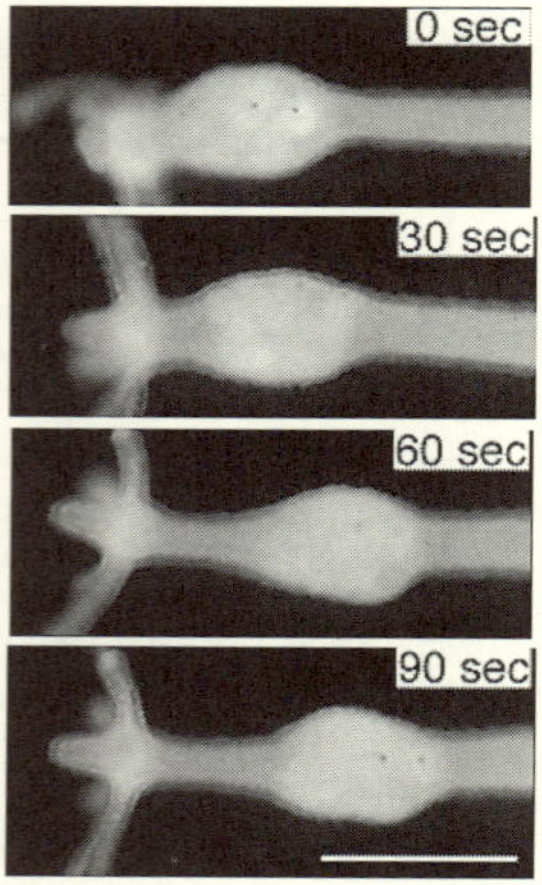

図2-4　ヒドラの消化運動
腔腸動物ヒドラのこの活動が腸機能の源流か。
（Shimizu, H., *Journal of Comparative Physiology*（*Section A*）*190*：623－630, 2004より引用）

そして脳ができた――進化と脳化

一方、最初に身体の外側にあった部分由来の器官は外胚葉《がいはいよう》である。皮膚も神経も外胚葉であり、仲間同士である。脊髄は一定間隔で末梢《まつしょう》神経の枝を出す。脊髄は進化とともに、入り口側にふくらみを作った。これが脳である。動物の進化につれて、脳は脳幹からはじまり、小脳、間脳、大脳辺縁系、大脳新皮質と、その構造物を増やしていった（図2－3）。なお、内胚葉と外胚葉の中間に位置する筋肉、骨、免疫系などの細胞群は中胚葉《ちゅうはいよう》である。成長すると腸壁《ちょうへき》の構成物になる平滑筋《へいかつきん》も由来は中胚葉である。一方、腸壁に網目のように張り巡らされた神経細胞は、脊髄近傍から出たものであり、由来は外胚葉である。

ここで、ヒドラのような単純な生物を見てみよう。前述したように、ヒドラは、腸を中心にした生き物である（図2－4）。消化管が最初に形成され、それから外胚葉性の神経系が、腸に沿うかたちでできる。驚くべきことに、この腸に沿って神経細胞が走る構造は、われわれの腸にある網目構造に非常によく似ているのである（図2－5）。ヒドラの神経は、食物を取り込み、消化し、不要な

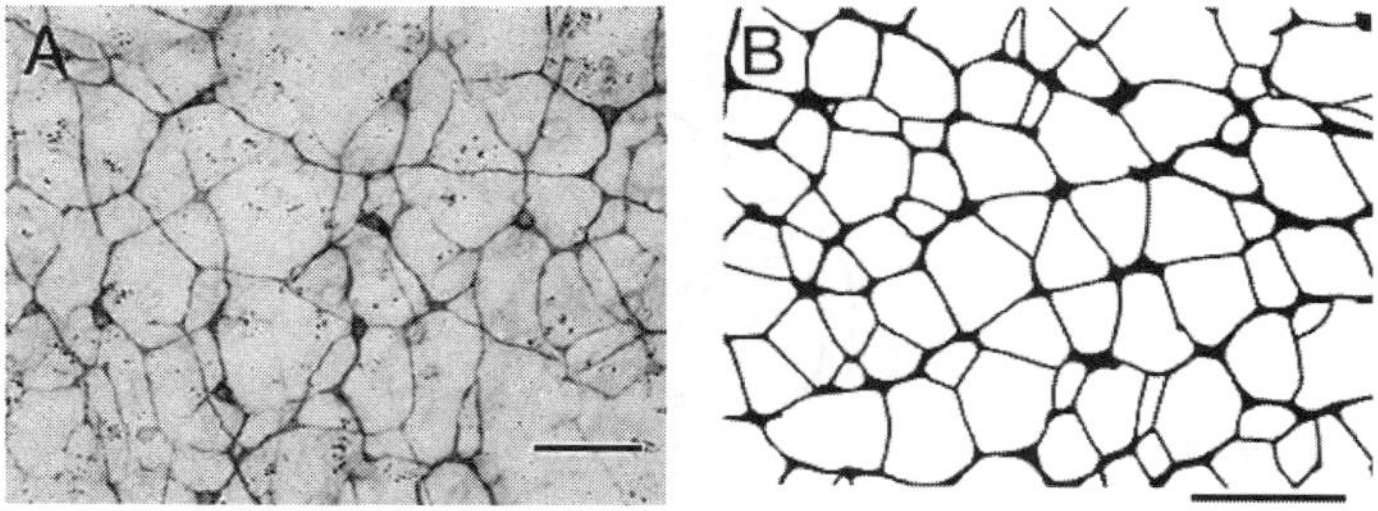

図 2-5　神経叢
A が腔腸動物、B が哺乳類の腸。きわめて類似した構造を持つ。
（Shimizu, H., *Journal of Comparative Physiology*（*Section A*）*190*：623－630, 2004より引用）

ものを出す、という腸の機能をうまく制御するためにある。

生物学者リチャード・ドーキンスの利己的遺伝子学説によれば、生物は遺伝子を効率良く増やすための装置（乗り物）である[3]。これは、魅力的な学説だ。筆者の所属科学は医学であり、その中も細切れに分かれている。したがって、同じ科学とはいえ、お隣のジャンルについてしたり顔の言説を記載するのは居心地が悪い。しかし、ドーキンス説の遺伝子と細胞の関係というのは、どことなく脳と腸の関係に似ている。その論理を同じように使うと、神経は、腸を生かすために誕生したと言える。

進化の道筋に沿って、魚類、両生類、爬虫《はちゅう》類、哺乳《ほにゅう》類、ヒトと、順に脳が肥大していった。われわれの体では、まず腸が発生し、後に脳が発生したことをよく理解しておく必要がある。腸の神経が脳に似ているのではない。腸の神経に脳が似ているのだ。

われわれの腸——腸の基本構造

それでは、われわれの腸はどのような形をしているのであろうか？　狭義の腸とは小腸と大腸である（図2-6）。しかし、広義に

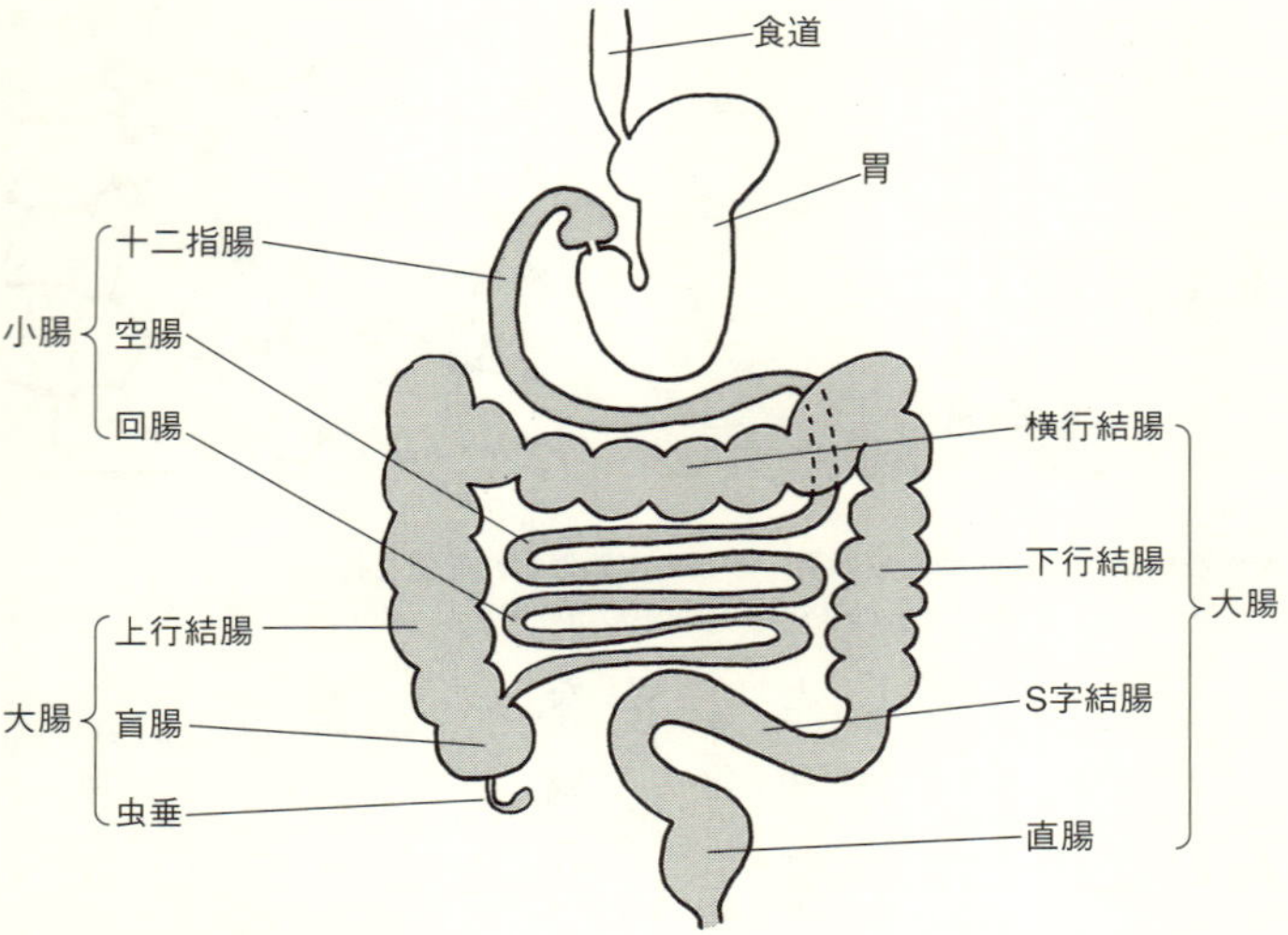

図 2-6　消化管の部位と名称
小腸と大腸が灰色の部分。

は食道も胃も腸の仲間である。腸は消化「管」とも呼ばれるように、管状の構造をしている。管の壁はちょうどバウムクーヘンのように何枚かの層が重なってできている（図2-7）。最も内側が粘膜層、真ん中の筋層、最も外側が漿膜《しょうまく》層である。

粘膜は文字通りねばねばした液体（粘液）を出す膜である。粘液のすぐ下には、皮一枚の細胞が綺麗に並んだ上皮がある。上皮の下には、毛細血管が走ったり、いろいろな種類の細胞が構造を維持したり、動き回る場所がある。その下に粘膜筋板という平滑筋の細胞が薄く伸びた構造がある。ここまでを粘膜固有層と呼んでいる。粘膜筋板の下には、再び血管が走り、いろいろな種類の細胞が構造を維持する粘膜下層と呼ばれる部位がある。この場所には、網の

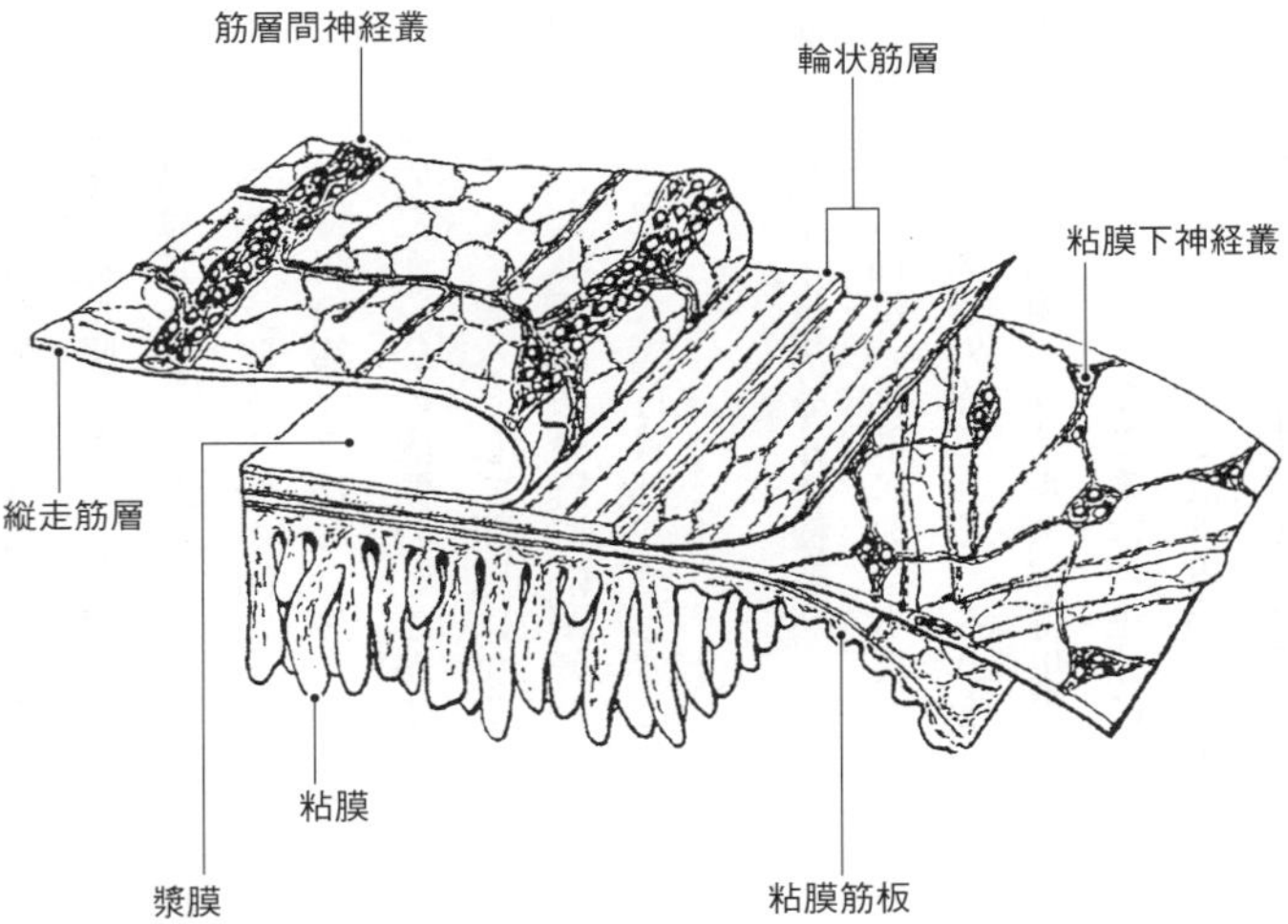

図 2-7　腸の構造
層構造をなす腸。内側から、粘膜、粘膜筋板、粘膜下神経叢、輪状筋層、筋層間神経層、縦走筋層、漿膜の順。神経は粘膜下神経叢と筋層間神経層以外にも網目状に存在している。
(Furness, F. P. and Costa, M.：*Arrangement of the entric plexus in the enteric nervous system*, Churchill Livingstone, Melbourne, 6－25, 1987 より引用)

目構造に繫がり合う神経細胞も存在する。これが粘膜下神経叢《しんけいそう》、あるいはマイスナー神経叢である。

筋層は粘膜層を輪状に取り囲む輪状筋《りんじょうきん》と、管が伸びる長軸方向に走る外側の縦走筋《じゅうそうきん》の二層でできている。二層の走りが異なる筋層の間には、腸の神経が走っている。ヒドラで網目の粗いかごのような神経があったことを思い出してみよう。ヒトでは、神経の網目はもっと密に、もっと規則正しくできている。これが筋層間神経叢、あるいはアウエルバッハ神経叢である。後述するように、この神経叢が腸の司令塔としての役割を果たす。

腸の層の名前の中でもっともなじ

みがないのは漿膜という言葉であろう。しかし、手術のビデオなどで最初にお目にかかるのはこの漿膜側から見た腸である。漿膜はつるつると滑らかである。漿とはさらさらした水という意味だ。腸の外側はさらさらした水である漿液で濡れており、漿膜同士がぶつかり合ったり、擦《こす》れ合っても、すべすべして支障なく腸が働いてくれるようにできている。ちなみに、漿膜は腹膜という大きな薄い袋の内臓側の部分を呼んでおり、腹壁側の腹膜を壁側《へきそく》腹膜と呼ぶ。漿液はこの中にほんの少量だけあるのだが、袋の内側のどこかで炎症が起こったり、血液の中の蛋白質が水分保持力を失うと大量に増えて、腹水《ふくすい》として問題になる。

小腸と大腸では筋層構造に顕著な違いがある。大腸では外側の縦走筋は大腸の全周には及ばず、腹膜付着部と大網付着部、そしてこれらの中間の三ヵ所に集まって結腸ヒモを作っている。

働き者の腸――腸のマルチ機能

粘膜の表面は、粘液にいつも覆われている。粘膜で囲まれた管の中空の部分は、体の内側にはあるものの、実は外界である。これを内なる腔所《くうしょ》（うつろな部分）なので内腔《ないくう》と呼んでいるが、食物、水、ガス、細菌、ウイルス、寄生虫、薬、毒など、多種多様のものが通る、いわば公道のようなところだ。腸の凄いところは、生体に有益なものを消化しながら吸収し、有害なものを排除してくれることである。ここでは外界のエネルギー（非自己）を取り込み、自己に改変する。これらを同時並行にどんどんこなす。腸の粘膜がどのようにこの難問を解決しているのか、興味がつきない。

粘膜の最も大事な働きは消化と吸収であろう。消化酵素を含む消化液を分泌し、栄養素を生体に取り込みやすい形にして、吸収するのである。消化液には唾液、胃液、膵液、胆汁、腸液がある。唾液分泌は誰もが日頃から簡単に自覚できる。これに対して、胃液分泌を自覚する場合は問題かもしれない。ありふれた現象は急性アルコール中毒や乗り物酔いの嘔吐《おうと》だろう。吐物はどろどろに溶けており、酸味・酸臭がある。胃液が食道に戻る疾患もある。むねやけや酸っぱい水が戻る症状に悩まされるもので、胃食道逆流症と呼んでいる。

吸収は主に小腸の上皮細胞でなされる。上皮細胞を顕微鏡で見ると、内腔側は細かな櫛状《くしじょう》に見えるが、さらに電子顕微鏡を使うと、内腔側に細かな毛がびっしり生えている様子が見えてくる。この部分にはオリゴサッカリダーゼ、トリプシン、キモトリプシンなどの消化酵素が豊富に存在し、糖類と蛋白は細胞膜上で加水分解されながら吸収される。脂肪は膵液酵素リパーゼと胆汁酸の作用を受けて吸収される。これ以外にも、細胞間隙をぬって吸収される過程がある。大腸では水分が吸収される。

腸の粘膜は自己と非自己がせめぎあう最前線である。このため、生体の中で最もと言ってよいほど、免疫系が発達している。[4] マクロファージ、Tリンパ球、Bリンパ球、上皮内リンパ球、形質細胞、顆粒球《かりゅうきゅう》、好酸球《こうさんきゅう》、肥満細胞、樹状細胞など、それぞれの役目を持った免疫担当細胞ががんばっており、通行人が味方（食物）なのか、敵（病原体）なのかを区別して対処してくれている。たとえば、腸の形質細胞は独特な抗体を分泌している。抗体は専門的には免疫グロブリン（Ig

と略称）と呼ばれ、いくつかのクラスがあるが、この場合のクラスは免疫グロブリンA（IgA）である。IgAは血液中では一分子が多いのだが、腸では二分子あるいはそれ以上が重合したIgAの割合が半数を占める。IgAは病原体に結合する蛋白質なのだが、病原体を殺す役目ではなさそうだ。分泌されたIgAは病原体に結合すると粘液になじみ、粘膜の表面を覆っている一層の上皮細胞と病原体が接着するのを防いでくれるのである。しかも、二分子あるいはそれ以上が重合したIgAは、細菌が出す武器（蛋白分解酵素のIgAプロテアーゼ）の影響を受けないようにうまくできている。

考えてみてほしい。腸の中には気の遠くなる数の細菌がうようよしている。(5) ヒト糞便内には一グラムあたり、10^{11}個の細菌が生息している。腸全体では一〇〇兆個になる。細菌の種類も一〇〇から三〇〇種類はいるとされている。これは、数え方や同定法によって異なるので、科学が進めばもっと増えるかもしれない。腸はこれら海千山千の微生物たちとうまく交渉しながら、乳酸菌のような善玉を味方につけ、赤痢菌のような悪玉の生体内侵入を防いでくれている。これらは、驚嘆すべき腸の働きのほんの一部である。

なぜ神経細胞間に隙間があるのか

コロンビア大学のマイケル・ガーションは腸の神経叢（筋層間神経叢）のことをリトル・ブレイン、あるいはセカンド・ブレインと呼んでいる。(6) これはわかりやすい例えである。ただ、この言葉は「脳の神経の網目のように」「腸にも」神経の網目があった、というように取れる。しかし、よく考えると、動物は腸から進化していったわけだから、神経の網目の本家は腸であろう。神経の網目を拡大して見ると、線と線が交差する結び目の部分には、神経細胞の本体がある。神経細胞を英語で言えばニューロンになる。

神経細胞はさまざまな形をしているが、単純化して言えば、星のような形をした細胞体から、足が一本長く伸びている。この足を軸索《じくさく》という。軸索の末端はふくらんでおり、その次の神経細胞の細胞体に繋がる枝に近づいている。この枝は、まさに木の枝のような形なので、樹状突起と呼ばれている。

「近づいている」と書かねばならない事情もある。密着しておらず、隙間があるからだ。この隙間は、著者の感覚で例えると、大陸とイギリスの間の「隙間」であるドーバー海峡のような役割を果たしている。

ローマ帝国の時代、ハドリアヌスがドーバー海峡を渡り、ローマの文化をイギリス（ローマ人はブリタニアと呼んだ）に伝えた。イギリス北部のハドリアヌスの城壁が、彼の偉業の証拠である。ハドリアヌスの時代でもブリタニアに船着き場はあり、もちろん彼は船でイギリスに渡った。このように、大陸で起こった情報は船でイギリスに伝わる。同様に、一つの神経細胞から、次の神経細胞に情報が伝達される。つまり、軸索側の神経細胞が興奮すれば、その軸索の末端から神経伝達物質が放出され、放出された神経伝達物質は、隙間の対岸に達し、その神経伝達物質に結びつく蛋白質である受容体に結合する。例えで言えば、船が神経伝達物質、船着き場が受容体である。この神経と神経の接《つ》ぎ目こそシナプスである。

どうしてシナプスなどというまわりくどい物があるのだろう。神経細胞と神経細胞が密着して、一挙に興奮が伝わるほうが効率が良いのではないか。ドーバー海峡がある場合とない場合で考えてみよう。ドーバー海峡がない場合は、大陸の変化がすぐイギリスに伝わる。ローマ文明やキリスト教が、もっと早く伝わったろう。しかし、イギリスがイギリスらしいのは、大陸から離れていたからに違いない。変化も、つねに良いものとは限らない。イギリスにフランス革命、ナポレオンの征服、ヒトラーの侵略が地理的に直接及んでいたら、歴史もずいぶん違ったものになっていたはずである。ドーバー海峡があるおかげで、ヨーロッパ大陸との間に有利な距離を置くことができ、イギリス側に適応的な環境が成立したと言えるだろう。神経細胞と神経細胞の間のシナプスも、異なる神経細胞同士の適度な交流のための装置になっているわけである。

興奮する神経細胞

シナプスの上流の神経細胞をシナプス前細胞、シナプスの隙間をシナプス間隙《かんげき》、シナプスの下流の神経細胞をシナプス後細胞と呼んでいる。そして、この順に情報が伝達されるわけである。無論、例外もあって、シナプス後細胞から逆行してシナプス前細胞に情報伝達される場合もある。

神経細胞の細胞膜は、細胞内がマイナス、細胞外がプラスの電気を帯びている。(7) この電気は、細胞内のイオンによってできている。生きている神経細胞は細胞内にカリウムイオン（K^+）が多く、ナトリウムイオン（Na^+）が少ない。細胞の外は、細胞内とは逆である。生理食塩水という言葉からもわかる通り、細胞外ではNa^+が多く、K^+が少ない。このイオン組成の不均衡のため、細胞内のK^+は少しずつ細胞外に出ていく。細胞内のプラスの電気を帯びた粒子が細胞外に出ていくのであるから、プラス1が一つ、また一つ、と次第に失われ、最終的にマイナス69ミリボルト程度のマイナス電位が神経細胞の内側にできる。

われわれの日常生活で馴染んでいる電圧は直流では単三の乾電池の一・五ボルトであろう。一ボルトは一〇〇〇ミリボルトなので、一・五ボルトは一五〇〇ミリボルトである。つまり、顕微鏡で見えるたった一個の神経細胞の膜に単三乾電池の四・六％ものマイナスの電圧があることになる。これが分極している状態だ。この状態の神経細胞は安定して静かである。

ここに、上流から刺激が来たとしよう。その時は、Na^+を通すイオンチャンネルが開く。イオンチャンネルとは、トンネルのような構造の蛋白質のことであり、開くとイオンの通り抜けを許す。すると、細胞外にふんだんにあるNa^+が急激に細胞内に流入する。細胞外のプラスの電気を帯びた粒子が細胞内に急激に侵入するのであるから、プラスの電荷がぐんぐん上昇する。理論上はプラス55ミリボルト程度、実際にはこれより多少低い電位に達する。この時、神経細胞は興奮する。この分極状態がマイナスからプラスに変化することを脱分極という。脱分極には、細胞内カルシウムイオン（Ca^{2+}）の上昇が関係していることもわかっている。これとは逆に、塩素イオン（Cl^-）が神経細胞の中に流入してくる時のように、マイナス電位が大きくなる場合があり、これを過分極と呼んでいる。過分極の時には、神経細胞は安定しており、興奮しにくい。

神経伝達物質と受容体

神経細胞が脱分極すると、シナプス末端からさまざまな神経伝達物質を放出する。シナプス末端には、神経伝達物質を袋に詰めた形のシナプス小胞というものがあり、この袋がシナプス末端の細胞膜と融合し、やがて、口が開くように神経伝達物質がシナプス間隙に吐き出される。放出された神経伝達物質は、シナプス後細胞の細胞膜であるシナプス後膜に到達するが、この膜には、神経伝達物質に結びつく蛋白質である受容体が待ち構えている。船に乗ってやってくる未知なるものを、船着き場でわくわくしながら待っているようなものだ。そして、神経伝達物質が受容体に結合すると、神経伝達物質が来た、という物理的変化と化学変化がシナプス後細胞に生じ、シナプス後細胞の機能が変わるのである（図2-8）。

実は、神経伝達物質には厳密な定義がある。そこで、厳密には神経伝達物質とは言えないが、神経細胞の機能を変えるような物質を神経修飾物質と呼ぶ。しかし、それでは、記述がうるさくなるので、便宜上一括して神経伝達物質ということで、話を進めよう。神経伝達物質には、アセチルコリン、ノルアドレナリン、セロトニン、ドーパミン、ヒスタミン、グルタミン酸、ガンマアミノ酪酸（GABA）、一酸化窒素（NO）のような分子量が小さい物質と、アミノ酸が何個も連なった、

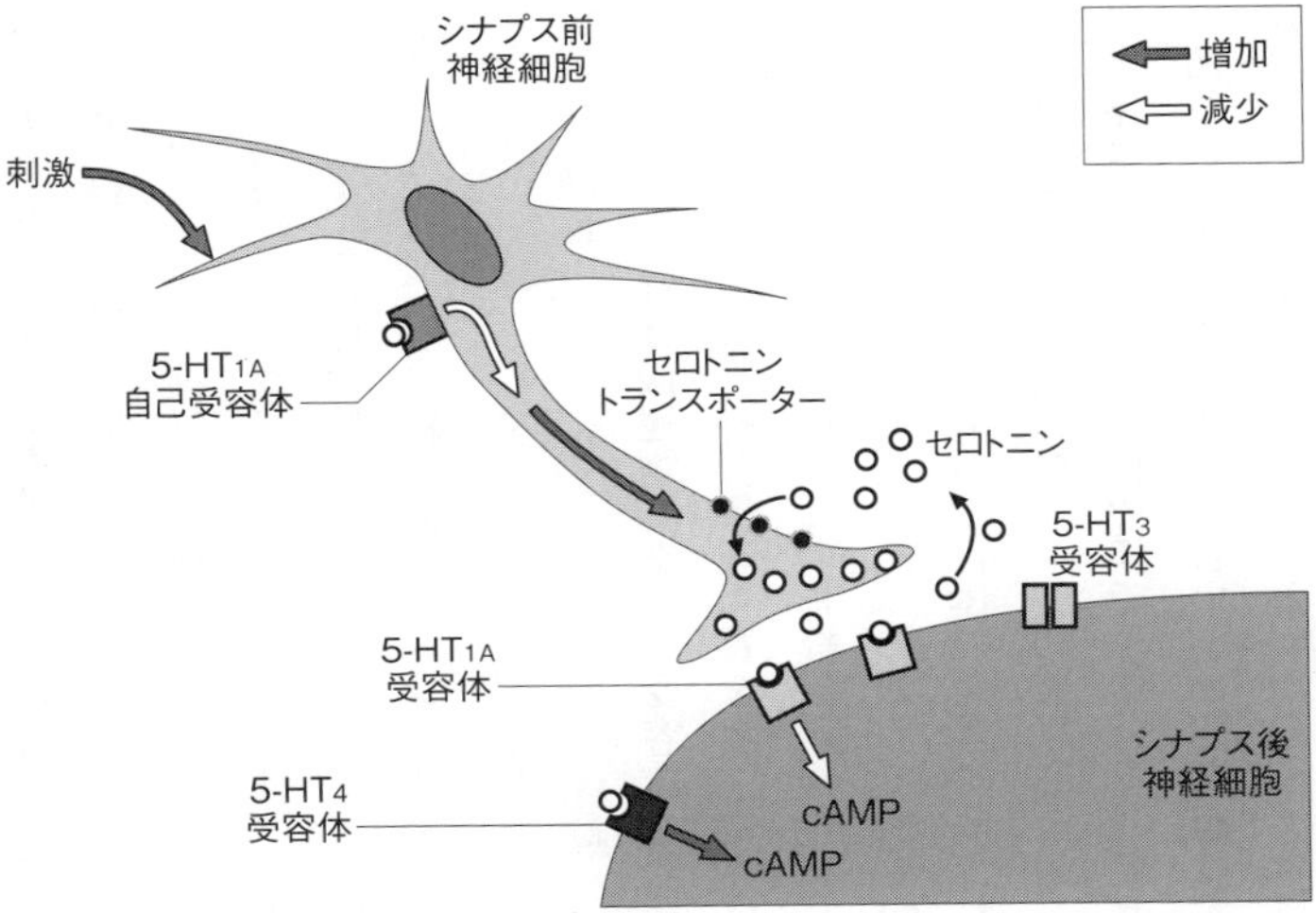

図 2–8　神経細胞とシナプス

シナプス小胞は省略し、わかりやすく記載してある。セロトニン神経の例。細胞と細胞の間の隙間がシナプス間隙、細胞と細胞のつながりがシナプス。シナプス前神経細胞に刺激が加わるとセロトニンがシナプス間隙に放出される。放出されたセロトニンはシナプス後神経細胞の受容体に結合する。この受容体にはいくつかの種類があり、$5\text{–}HT_{1A}$ 受容体は cAMP を減らし、$5\text{–}HT_4$ 受容体は cAMP を増やす。$5\text{–}HT_3$受容体はイオンチャンネルである。シナプス前神経細胞には$5\text{–}HT_{1A}$自己受容体があり、セロトニンが結合するとフィードバック作用で神経興奮が抑制される。セロトニンのような伝達物質がファーストメッセンジャーなのに対し、cAMP はセカンドメッセンジャーと呼ばれている。セロトニントランスポーターは放出されたセロトニンを再度シナプス前神経細胞に取り込むことで、再利用を図るとともにシナプスの神経伝達を制御している。

ペプチドのような分子量が大きい物質がある。ペプチドには、コレシストキニン（ＣＣＫ）、コルチコトロピン放出ホルモン（ＣＲＨ）、グレリンなどの多数の物質がある。

シナプス小胞の神経伝達物質は、通常二〜三種類が一緒になっていることが多い。たとえば、アセチルコリンとペプチドの一種であるサブスタンスＰである。その配合の度合やどんな神経伝達物質を主に出すかは神経細胞により異なる。主に出す神経伝達物質によって、神経細胞の働きが違い、個性も違うので、一般にノルアドレナリン神経、セロトニン神経などと呼ぶことも多い。

鍵穴の多様性

ここでは、神経伝達物質を船、受容体を船着き場に例えた。しかし、ミクロの世界により正確に当てはめるならば、神経伝達物質を鍵、受容体を鍵穴に言い換えたほうがよいだろう。ある神経伝達物質が働くためには、その神経伝達物質にだけ結合する受容体が必要である。つまり、ある鍵にぴったり合って開く鍵穴があって初めて信号が伝わる仕組みになっているのだ。アセチルコリンの鍵はノルアドレナリンの受容体の鍵穴には合わず、反応も起こらない。アセチルコリンの鍵はムスカリン受容体の鍵穴に合い、初めて反応を起こす。

生体は実は、さらに精巧にできている。アセチルコリンの鍵は、ムスカリン受容体とは別の鍵穴であるニコチン受容体にも合い、反応を起こす。ムスカリン受容体とニコチン受容体では何が違うかと言えば、まず、どこにあるかが違う。次に、刺激された後の物理的変化と化学変化も違う。それだけではない。ムスカリン受容体にも似ているがお互いに異なる受容体が何種類かあり、M1、M2、M3、M4、M5と、発見順に名前がついている。セロトニンに至ってはもっと複雑で、よく出てくる受容体だけでも、一四種類もある。

どうしてこうなっているのか。謎である。おそらく、生体は、一度使って信頼するに足る神経伝達物質を簡単に捨てたり、神経伝達物質をむやみにたくさん作るようなことはしない。むしろ、受容体の構造とそれに続く反応を変え、別の目的に使い回したのであろう。一神経伝達物質・一受容体よりも、一神経伝達物質・多受容体でいくつかの主要神経伝達物質を使うことが環境の細かな変化に適応する上で生存に有利であり、その方向に進化してきたのではないか。

「作動原理」と「場の原理」

ここまで神経細胞やシナプスなど、脳科学でなじみのある言葉が使われてきたため、この話は脳の話か腸の話かわからない、と不満に思われた人がいるかもしれない。それでいいのである。なぜならば、脳の話でもあり、腸の話でもあるからだ。前述したように、脳にある神経細胞は腸にもある。その神経細胞とシナプスの作動原理はその場がどちらでも変わらず、脳にも腸にも共通している。神経の研究は脳で活発に進んでいるので、知識としては、脳で得られた成果を腸にも応用するという形になっている。しかし、進化の方向としてはどうであろうか？　明らかに、腸で作られ、うまく動いて生存に有利であったシステムを脳に応用したのである。脳にある神経伝達物質と受容体、そのほぼ同じものがなぜ腸にもあるのか。生体が腸で開発したものを脳に使い回したのである。

では、腸の神経叢も脳も同じか、と短絡してはいけない。同じわけはないのであって、基本単位とその作動原理は同じでも、構造も機能も非常に異なる。脳の脳たる特徴、腸の腸たる特徴、他の臓器の他の臓器たる特徴が重なって生体が成り立つのである。臓器を度外視した共通原理とあわせて、それぞれの臓器の「場の原理」があるはずである。

小腸運動の三つの局面

腸の機能の最たるものは自動能であろう。脳を使わなくとも腸は勝手に動いて食物をこなす。そして、知らぬ間に消化吸収した後、排泄してくれる。ではこの運動は、どのようなメカニズムで起こるのだろうか。

腸の運動は腸壁の内側にある輪状筋と外側にある縦走筋の収縮と弛緩《しかん》によって生ずる。(8) それぞれの筋肉は、手や足にある骨格筋とは異なり、自由には動かせない平滑筋でできており、この平滑筋細胞も神経細胞と同様に、イオン勾配《こうばい》によって膜の内側がマイナスに帯電している。膜の内側の電位がプラスに逆転し興奮する現象は、平滑筋でも脱分極と呼ばれる。消化管の各部位は固有のリズムで三～一〇秒間の脱分極を繰り返している。この電位の周期的変化は細胞外でも測定できる。十二指腸では一分間に一二回と覚えやすく都合が良い数字になっている。ところが、この基礎調律だけでは収縮は生じない。発火が激しい活動電位が基礎調律に重なって初めて平滑筋が収縮する。

朝食を摂《と》ってからしばらくして、正午に近づくにつれ、腹部がグゥーと鳴る体験をだれもがしているだろう。このグゥーと鳴る時には、強い消化管収縮が胃から小腸にかけて起こっている。小腸運動は、空腹期と食後期ではパターンが全く異なることをご存知だろうか。空腹期の小腸運動は三つの局面からできている（図2–9）。フェーズⅠは静止期で、腸は静かである。続くフェーズⅡは

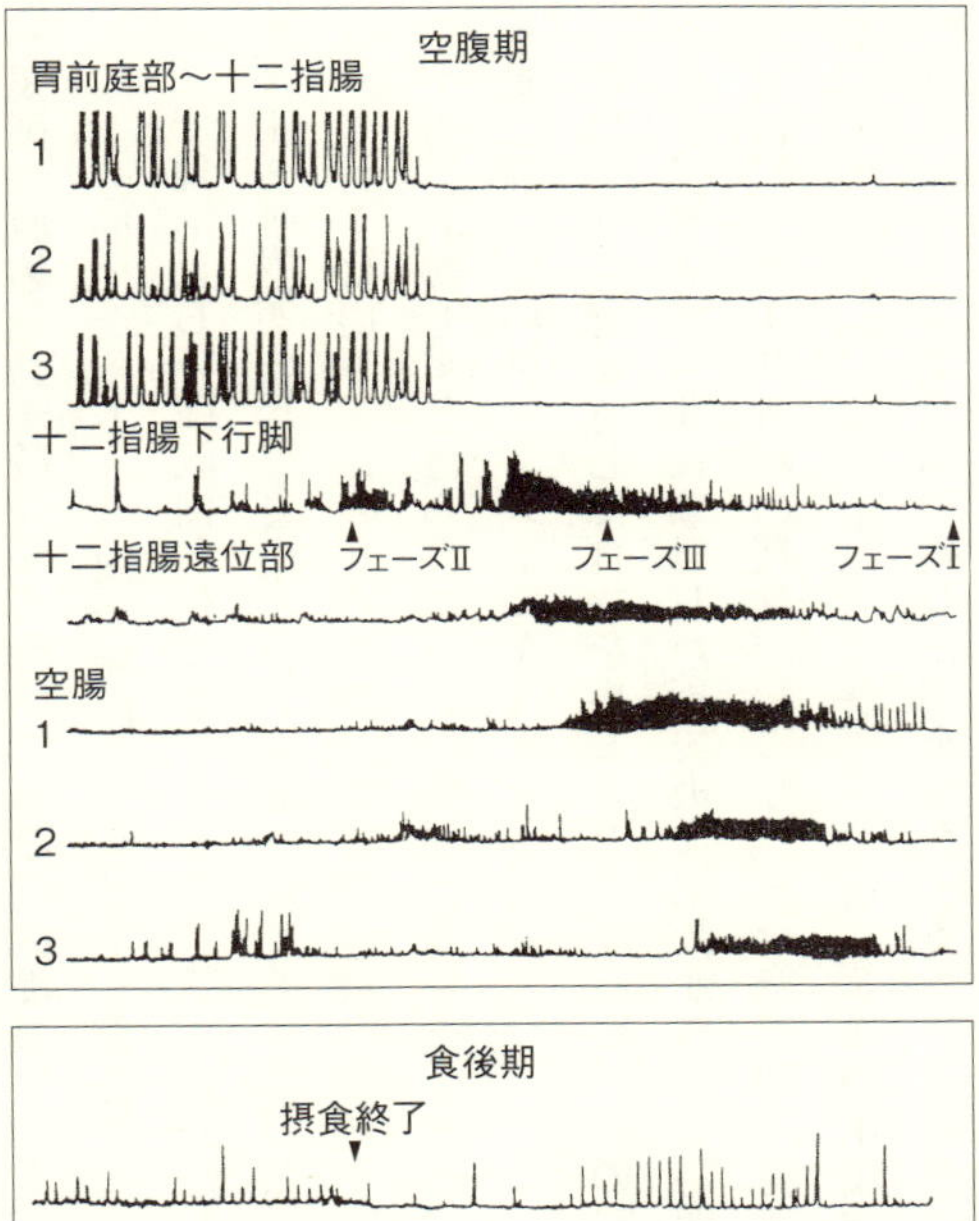

図 2–9　小腸運動

（Stanghellini, V., Camilleri, M. and Malagelada, J.R., *Gut* *28*：5–12, 1987 をもとに作成）

不規則な収縮運動が散発する時期である。最後のフェーズⅢが先述の腹部がグゥーと鳴る時にあたり、一分間に一一～一二回の頻度（これも十二指腸では一分間に一二回と覚えやすく都合が良い数字だ）で規則正しい強収縮が起こる。そして、三～六分ほどで内容物が肛門側に送り出される（このフェーズⅢの発現機構を解明したのが群馬大学名誉教授の伊藤漸である）[9]。フェーズⅢが終わるとまたフェーズⅠに戻り、このサイクルが九〇～一六〇分おきに繰り返される。腹部が鳴り、空腹感を感じても、我慢してしばらくすると、腹部は鳴りをひそめ、空腹感もある程度落ち着く。その時は、小腸は静止期のフェーズⅠになっている。

では、空腹感を感じて食物を摂るとどうなるか。その時は食後期小腸運動というものに変化する。これは、フェーズⅡに類似した不規則な運動が二～三時間持続するものだ。胃内容物が空になるとともに、フェーズⅢ状の運動が起こり、また空腹期小腸運動に移行する。食後期小腸運動は食物を粉砕しながら奥へ奥へと運ぶ運動である。空腹期小腸運動ではフェーズⅠで腸を休ませた後、フェーズⅡとⅢで食物の残りかすを残さず奥へと運ぶが、これは停滞によって内容を腐敗させたりしないために起こると考えられている。いわばハウス・キーパーとしての働きだ。夕食後に、食後期小腸運動から空腹期小腸運動に変わるためには二～三時間は必要である。

睡眠中は、長いフェーズⅠ、そして短いフェーズⅡに続いてフェーズⅢが四～六回程度繰り返される。よって、寝る直前に夜食を摂取したりすると、腸は空腹期小腸運動に移行できず、ずっと食後期小腸運動で働き続けなければならない。夜食は肥満の原因になるだけでなく、ハウス・キー

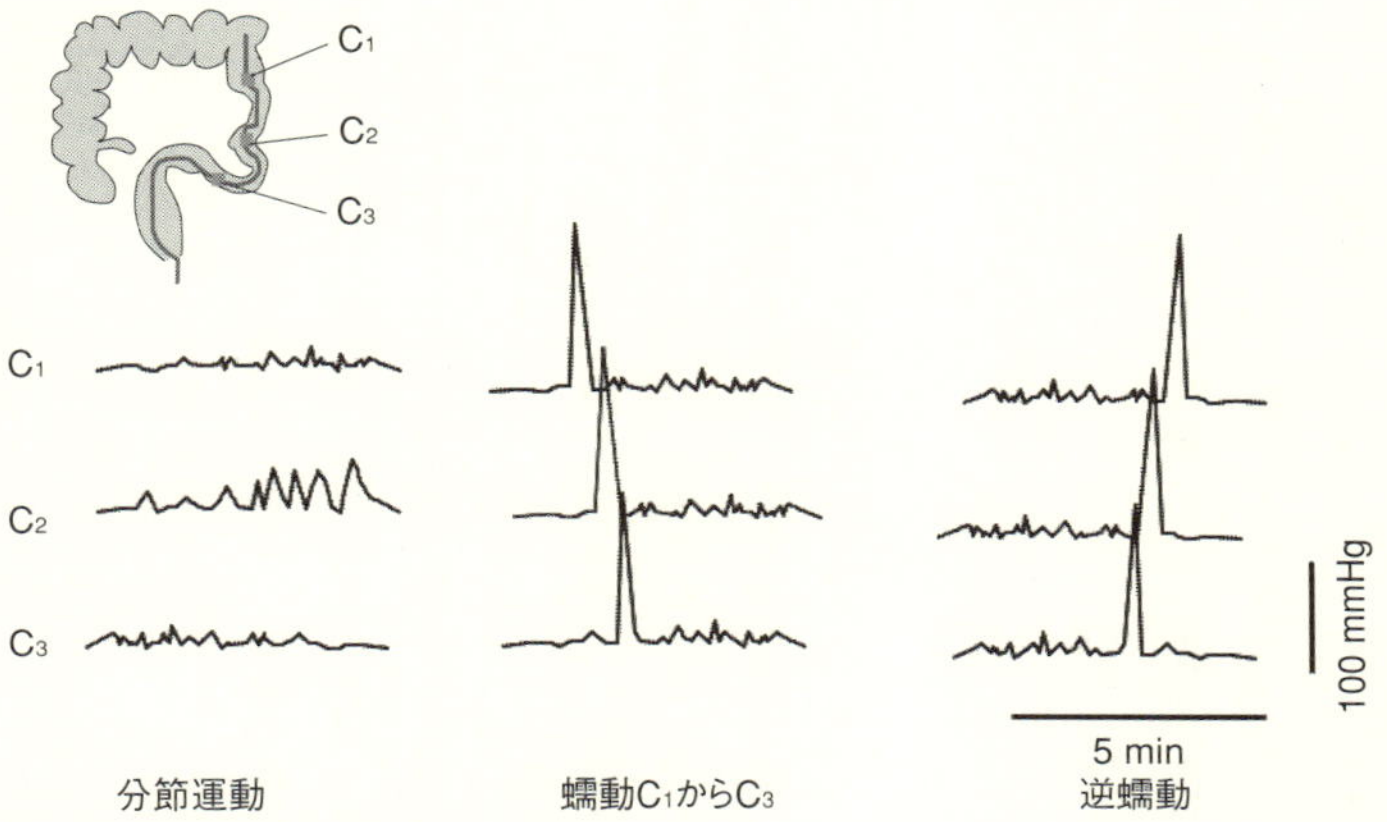

図 2-10　大腸運動模式図
大腸に沿って圧力測定カテーテルを入れ、C_1－C_3の各点の圧力を時間に沿って測定する。

パーの働きを妨害し、腸の不調も招きかねないのである。事実、ＩＢＳの罹患者においては、健常者に比較して、食事が不規則である人の割合が高いことが判明している[10]。

分節運動から蠕動まで——大腸運動

では、大腸の運動はどうか。大腸運動は後にも述べる大腸内圧検査というもので調べることができる。これは、大腸の中に、小型の内圧センサーつきの管を入れ、大腸の内側の圧力の変化を感知して調べる検査である。この方法で調べると、大腸運動は三つの要素からできている（図2-10）。

第一は大腸に嚢状《のうじょう》のくびれを作る分節運動であり、最も頻度が高い[8]。これは、歯磨きのチューブのいろいろな部分を押すような運動である。分節運動は、平滑筋興奮の電位でいえば、短時スパイク発火の時に生じる。短時スパイク発火とは、発火が個々の基礎調律に乗っている大腸の電位変化のことだ。分節運動は、水分を吸収して糞塊を作るための運動である。

第二は内容物を輸送するための運動である推進運動である[8]。推進運動は、歯磨きのチューブから中身を押し出す運動である。大腸の電位変化では、これは、長時スパイク発火の時に生ずる。長時スパイク発火とは、スパイクが数個の基礎調律にまたがって続き、四〜一五分繰り返して生ずるものである。この内容物を口側から肛門側に運ぶ運動を蠕動《ぜんどう》ともいう。上行結腸では肛門側から口側に動く逆蠕動も多い。しかし、下行結腸以下では蠕動を見ることが多くなる。

第三は一日に数回しか生ぜず、排便に関与すると考えられる大蠕動である[8]。これは、口側から肛門側に向かう高圧な推進運動であり、歯磨きのチューブの中身を全部しぼり出してしまうような運動だ。この場合には、基礎調律に関係なく、高頻度のスパイクが口側から肛門側に伝播《でんぱ》する。これを伝播スパイク発火という。

カハールの介在細胞

このような小腸と大腸の自動的な運動の司令塔はどこにあるのか。それが、先ほどのリトル・ブレイン、つまり、内輪筋と外縦筋の間にしっかり情報網を張り巡らしている筋層間神経叢にあるわけである。筋層間神経叢にはアセチルコリン、ノルアドレナリン、セロトニン（5—HT）、ペプチドの一種であるVIP、一酸化窒素（NO）、コレシストキニンなどの豊富な神経伝達物質が含まれている。これらが、平滑筋細胞の膜電位をさまざまに変化させ、消化管自動運動を制御しているわけだ。

筋層間神経叢のほかに、もう一つ、重要な構造がある。これには、スペインの神経解剖学者サンティアゴ・ラモン・イ・カハールが絡んでいる。彼は、二〇世紀初頭、脳の神経が網状に連続して見えるが、実は、細胞単位に独立している、というニューロン説を唱えて、網状説のカミロ・ゴルジと論争したことで有名である。ゴルジはイタリア人で、細胞内小器官の発見者としてよく知られている。彼が小脳のプルキンエ細胞で初めて指摘したこの構造こそ、今日ゴルジ体と呼ばれているものである。ゴルジもカハールもノーベル賞を受賞したのであるが、この戦いは、電子顕微鏡によって、神経細胞どうしには隙間（シナプス）が存在することが確認されたため、カハールの勝利に終わった。

さすがカハール、と思うのは、彼が、脳だけでなく、腸にも注目していたことである。カハールが腸で見つけた独特な細胞がある。その名の通り、カハールの介在細胞（ICC）だ。カハールは、この細胞を見つけた時、おや、と思ったに違いない。介在細胞という妙な名前をつけたのは、神経細胞でも線維芽《せんいが》細胞（コラーゲンを作る細胞）でもない、その形態に注目したからであろう。それから何十年も、誰もこの細胞に注目しなかった。著者が医学部の学生であった時代にも、教科書はもちろん、講義にも出てこない。

そして、それから科学がさらに進み、この人の洞察力のすばらしさがわかってくる。腸は、摘出されてもしばらくは自動的に動く。これは、実はカハールの介在細胞が心臓のペースメーカー細胞のように規則正しい脱分極を繰り返し、平滑筋に歩調取り電位を流しているためであることがわかった。つまり、カハールの介在細胞は腸のペースメーカー細胞であったわけである。カハールの介在細胞はc–キットという受容体を持っており、ステム・セル・ファクター（SCF）という蛋白で活性化される。これが、腸の運動の源流の一つである。

それだけではない。腸には粘膜下腫瘍という腫瘍ができることがある。粘膜から発生する腫瘍が癌であるが、粘膜の下の層から発生するので、このように呼ばれる。粘膜下腫瘍は、従来、大部分が平滑筋由来と考えられてきたが、c–キット受容体を持つものが多く、実は、多くがカハールの介在細胞由来であることもわかってきた。それで、c–キット受容体の活性化を抑制することで、腫瘍増殖を抑制するという分子標的療法も行われている。生きて一分野（神経科学）を動かし、死してなお一分野（消化器病学）を動かす。科学者としては、最高に格好良いと言わざるを得ない。

蠕動反射の仕組み

腸の機能のすばらしさは、ベルトコンベアのような自動運動だけではない。その臨機応変さにある。腸の内容物に応じて、機能を変えてくれるのである。腸の中に物が入ってくると、反射性の運動と内臓感覚が起こることが知られている。すなわち、①蠕動反射、②腸腸抑制反射、③消化管知覚の三つである。

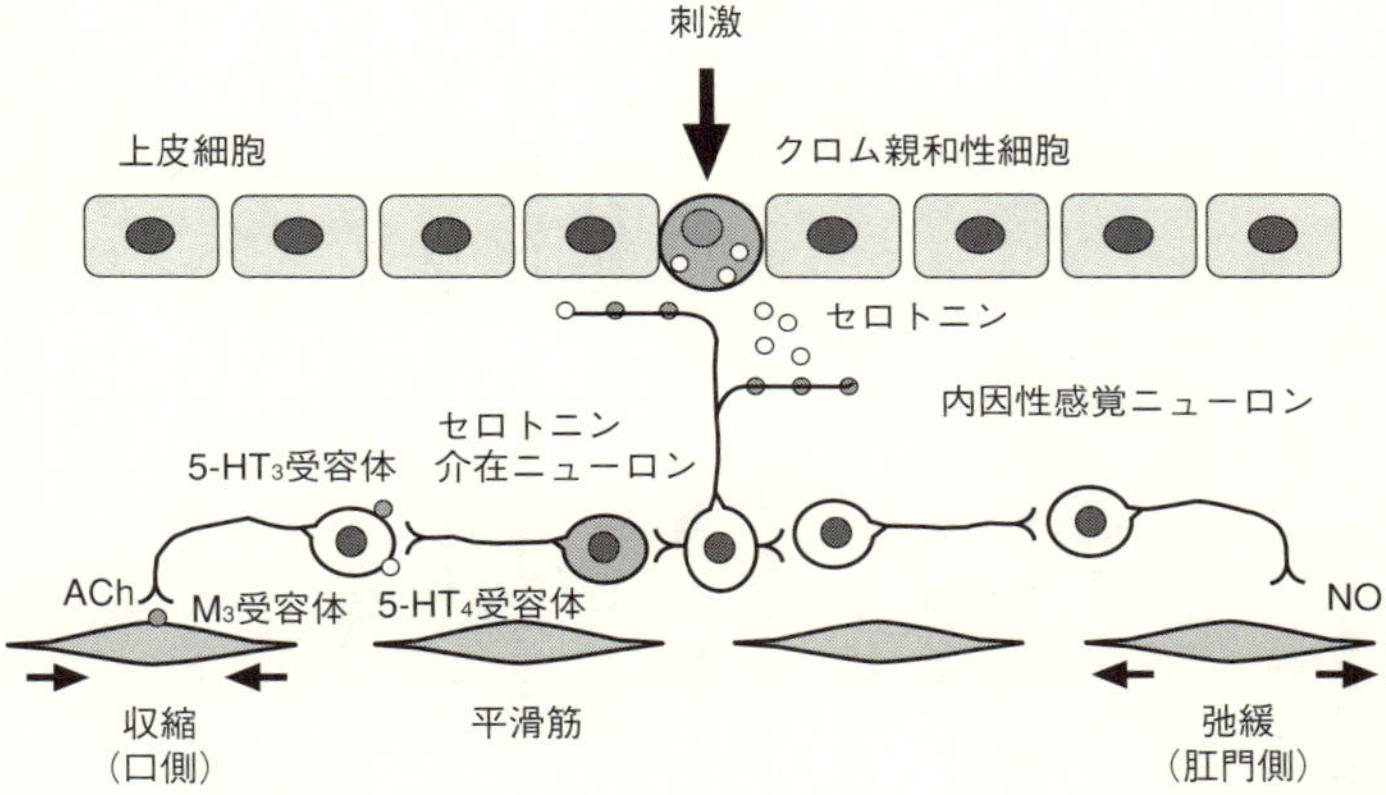

図 2-11　蠕動の機序
ACh：アセチルコリン、NO：一酸化窒素（文献 11 〜 15 をもとに作成）

蠕動反射というのは、腸がその内側の状態に応じて、蠕動を起こし、物を運搬するためのものだ。その仕組みがわかってきた。腸の内腔には、消化管の上流から、食物、水、ガスなどが流入してくる。これらが、腸粘膜の上皮細胞の間にあるクロム親和性細胞という腸のセンサー細胞を刺激する。[2] 刺激されたクロム親和性細胞は腸壁側にセロトニンを分泌する。セロトニンは内因性感覚ニューロンを刺激する。内因性と名前がつくのは、腸の神経叢内で働く感覚ニューロンであり、腸から脳に向かう感覚ニューロンと区別するためだ。

この神経細胞の本体は筋層間神経叢にあるが、ちょうどTの文字の形をしており、その両手を左右に広げたように口側と肛門側に、足を上皮下に伸ばしている。内因性感覚ニューロンの足が刺激されると、その両手に、つまり、口側と肛門側に同時に信号が伝えられる。すると、口側と肛門側では反対の運動が生じる。

口側ではセロトニン性の介在ニューロンが信号を受け取り、またもセロトニンを分泌する。セロトニンは5－HT3、あるいは5－HT4という二種類の受容体を介して腸の運動ニューロンを興奮させる。それで、これら二種類の受容体の働きを調節して、腸の興奮を制御するIBSの薬が作られているのだ。興奮した運動ニューロンはアセチルコリンを分泌し、分泌されたアセチルコリンが平滑筋細胞のムスカリン3（M3）受容体を刺激して、輪状筋収縮を起こす。

肛門側では、これも介在ニューロンが信号を受け取るが、一酸化窒素（NO）などの抑制性神経伝達物質が放出され、平滑筋（輪状筋）を弛緩させる。まとめると、腸に物が触れた点の上流（口側）が縮み、下流（肛門側）が緩む。この協調作用により、絞るような力が口側から肛門側に順に働き、物が運搬されて行くのである[11〜15]（図2－11）。

余談だが、アセチルコリンという物質は本来平滑筋を縮める作用をする。腸でも気管支でも膀胱《ぼうこう》でも同じである。しかし、血管だけはアセチルコリンによって緩む。それがなぜなのか、長い間ずっとわからなかった。筆者も医学部の学生時代に、消化管の平滑筋と血管の平滑筋の何が本質的に違うのか、釈然としないまま、講義を聞いていたものである。

ロバート・ファーチゴットという学者は血管を取り出し、血管の裏打ちをしている内皮細胞を傷つけると、血管平滑筋もアセチルコリンによって縮むことを発見した[16]。内皮とは、血管の最も内側にあり、血流に面している部分で、腸管では上皮にあたる部位である。これから、内皮細胞がアセチルコリンで刺激されると、平滑筋を緩める物質を出すに違いないという仮説が提唱されたのである。

この平滑筋を緩める物質とは何かを調べていったところ、それは、きわめて単純な化学物質のNOであることがわかったのである。狭心症には経験的にニトログリセリンが投与されてきたが、ニトログリセリンは分子構造の中にNOを含んでいる。つまり、NOを生体に供給すると、狭窄《きょうさく》した冠血管や全身循環の血管を緩め拡張させるなどの作用により、狭心症を改善させていることが判明したのである。結局、血管内にアセチルコリンが増えてくると、血管内皮細胞からNOが出て、これが血管を弛緩させる原理がわかった。これは科学としては非常に大きな進歩で、これを解明する源流を作ったファーチゴットの研究がノーベル賞を取ったのである。

腸の安全装置

腸に戻ろう。腸腸抑制反射は、いわば腸の安全装置である。腸の上流から、食物、水、ガスなどがさらにどんどん流入してきた場合はどうだろう。この場合、蠕動反射のワンパターンは危険である。流入の圧力と上流腸管の収縮圧力のダブルパンチで、圧力が危険域を超えて上昇し、腸壁は破れてしまうかもしれない。腸腸抑制反射は、そうさせないための機構である。

腸が強い伸展刺激を受けると、筋層間神経叢に細胞体を持つ感覚神経末端の受容体が刺激される。(12)この感覚神経は、腸に繋がる交感神経の中継点である交感神経節にアセチルコリンを介して信号を

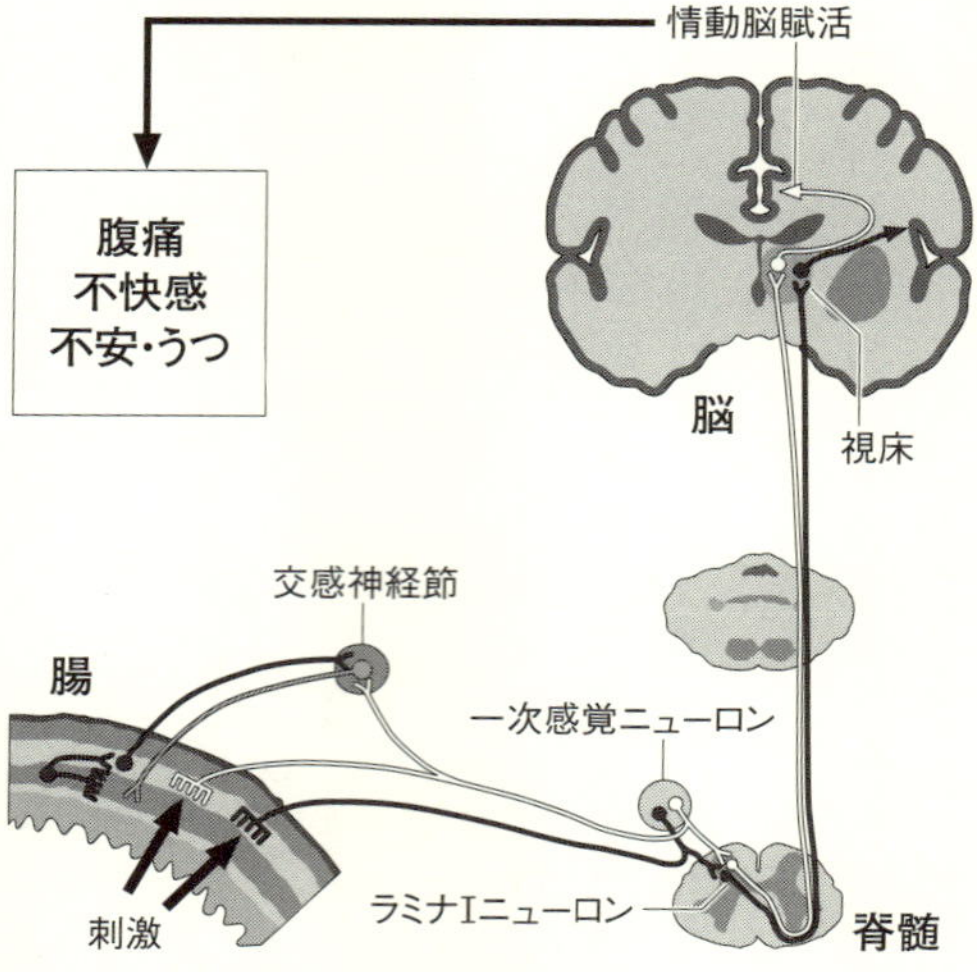

図 2–12　内臓感覚の上行路
腸の圧力が上昇すると、矢印の受容体が刺激され、脊髄後方の後根神経節に本体がある一次感覚ニューロンが興奮する。一次感覚ニューロンは、脊髄の中の後角に本体がある内臓感覚ニューロン（別名ラミナIニューロン）に信号を伝える。ラミナIニューロンは脊髄の中を上行し、視床でシナプスを変える。このようにして、内臓への刺激は大脳で処理され、内臓感覚が生まれる。この時、内臓感覚とともに、情動が発生する。（文献 18 より引用）

伝達する[14]。交感神経節は、脳から腸へと下ってくる信号を中継する交感神経の接ぎ目であるだけでなく、腸同士の作用を調節する役目も果たしているのだ。腸に下る神経細胞は交感神経節後ニューロンである。この交感神経節後ニューロンが抑制性神経伝達物質であるノルアドレナリンを放出し、腸の運動ニューロンを抑制し、腸を弛緩させる。ＩＢＳになると、この安全装置の機能が弱くなる。その結果、健常者では大腸伸展刺激をしても腸の内圧が上昇しないが、ＩＢＳ患者では大腸伸展刺激によって腸の内圧が上昇する。このように著者は推測している[17]。

脳への感覚信号の発信

伸展刺激がさらに高度になるとどうなるだろう。腸の中で何かが起こっている、という感覚が生ずる。この時は、縦走筋に受容体を置く脊髄神経の感覚ニューロンが発火する。この神経は、脊髄後根を経由して、脊髄後角に存在する内臓感覚ニューロンに信号を伝える。その軸索は対側の脊髄視床路《ししょうろ》、脊髄網様体路《もうようたいろ》を上行して脳に到達する。そして、脳の中でいろいろな信号処理がなされて内臓感覚が生まれるのである[18](図2-12)。

内臓感覚は普段は空腹感や満腹感、病的になると腹痛や腹部膨満感などとして自覚される。われわれは、満腹感が出てくれば、食物を食べ続けることを中止する。便意が出てくれば排便する。内臓感覚は、血液の中に増えてくる化学信号による制御とともに、摂食と排便というヒトの重要な行動を左右しているのである。ただし、これらはスプラリミナルという、「意識に上る感覚」についての常識的な話である。ところが、内臓感覚には「脳には信号が入るが意識には上らない感覚」もある。これが、サブリミナルだ。

サブリミナルは、広告の世界で有名になった。映画やテレビの番組に、瞬間的に、意識に上らないぐらいの短時間、商品の映像を混入する。すると、潜在意識に広告商品の印象が刻み込まれるというものである。内臓感覚は視覚や聴覚などのわかりやすい感覚に比べて、はるかにこのサブリミナルな処理がなされている感覚である。

視覚は暗闇ではゼロにできるし、聴覚も防音室に入れば一定期間はなくすことができる。しかし、内臓感覚をゼロにすることはできない。内臓からは意識に上らない感覚信号が常時脳に送られているからだ。つまり、腸からの信号はつねに脳に伝達されているのだが、これが脳機能によって、意識されたり、意識されなかったりする、というわけである。実際、腸を弱く刺激すると、その信号が脳に伝達され、処理がなされているのに、意識には上らないという状態を作り出すことができる。一般的に言って、内臓感覚は病的な状態の時だけに問題になるきわめて特殊なものと考えられているが、実はその逆で、つねに働き続けているきわめて普遍的なものである。

ここまで、腸がいかに長く賢く働き続けているか、その活躍ぶりを見てきた。実は、このほかにも細胞の回転、免疫、ホルモンの分泌など、腸にはいろいろな働きがある。これらの活躍ぶりから、腸には筋層間神経叢を中心として、リトル・ブレインあるいはセカンド・ブレインがあると言われるわけだ。この場合、リトルやセカンドではないビッグ・ブレイン、ファースト・ブレインとはもちろん、脳である。

しかし、繰り返すが、進化の方向から言えば、最初にできたのが腸、そこから次第にできたのが脳であった。よって、脳と腸の交流の仕方がもっとよくわかるようになれば、腸を通じて脳を新しい側面から理解することにも繋がるかもしれない。もっとも、そうだそうだと言って期待してくれる人は、残念だが、今のところ少ない。

第３章

脳と腸の不思議な関係

仮説を立て、仮説を捨てる

前章で、腸の機能とその仕組み、脳への感覚信号の発信について述べた。それでは、その働きがうまくいかないとどうなるのであろうか。もうおわかりだろう。その代表格がＩＢＳである。ＩＢＳの病態の特徴は、大きく分けて三つある。一つは、ストレスによって発症・憎悪すること。二つ目は不安や抑うつなどによる心理的な異常。三つ目は消化管の知覚過敏である。

ＩＢＳの症状を発生・増悪させる一番大きな要因は心理社会的ストレスである[1]。健康な人でも、心理社会的ストレスが負荷されると、腹痛が起こったり、便意を催したり、あるいは便が出にくくなったりする。しかし、その程度はごく軽度である。ＩＢＳと診断される人は、この現象がはっきりとあらわれる。そして、多くの場合、心理社会的ストレスがのしかかっているということに気づいていないか、気づいていても、それを言葉に出そうとしない人が多い。

著者らは、ストレスが負荷されると、遠心性（下り）の信号が脳を経由して消化管に影響を与えるのではないか、ＩＢＳの患者は、その反応が大きいのではないか、と考えた。医学・科学では、考えるだけではだめで、その仮説が本当（イエス）か嘘（ノー）かを検証することが重要である。その検証によって、不明な病気の仕組みがわかり、より良い治療法が開発されることで、医療が一歩前進するのである。その時に信頼すべきなのは、方法に間違いがなければ、自分自身が得た生の結果である。本に書いてあることでも、偉い先生の発言でも、周りの意見でもない。そして、仮説に反する結果が出れば、仮説を捨てなければならない。つまり、「周りの意見でもない」の次に、自分の仮説でもない、と入るわけである。仮説を立てろ、そして仮説を捨てろ、というのが著者の教室のやり方である。

腸の運動を実測する方法

さて、ＩＢＳのストレス反応を実証するため、腸の運動を測りたい。人体で腸の運動を見るには多くの方法がある。たとえば、腸の通り具合を消化管通過というが、その分析にはラジオアイソトープ、水素呼気試験、Ｘ線不透過マーカーなどが用いられている。ただし、これらは時間単位、日単位の検査法であるので、便通の変化の検出はできるかもしれないが、刺激で腸がどう変化するかを継続して見るには向いていない。また、腸の運動の源流を分析するために筋電図が用いられることがあるが、人体で測定されることは稀である。もっと綿密に腸の壁の動きが見たい。その運動の分析には消化管内圧測定あるいはバロスタットが適している。バロスタットについては後ほど説明しよう。

消化管内圧測定とは、消化管の壁の運動のパターンを解析する検査である。これは、括約筋《かつやくきん》の運動や分節運動によってほぼ閉鎖腔に近い状態にある腸の内腔の圧力を連続的に測るものである。ほぼ閉鎖腔に近い状態とは、入口と出口が狭《せば》まって風船のように圧力が上昇する状態のことだ。これに対して、入口と出口が開いている吹き流しのような状態では、圧力測定が難しくなる。心臓血管系では、循環が常時ほぼ閉鎖腔に近い状態であるので、血管の圧力を簡単に測定することができる。

これが血圧だ。これに対して、腸では、壁がぐっと縮んで内腔を締め上げる収縮の圧力だけを測定できる。

測り方にはいろいろあるのだが、著者らは、圧トランスデューサつきの内圧カテーテル（医療用の管）を用いている。圧トランスデューサとは圧力を検出する小さなセンサーである。これは半導体でできており、圧力を受けると歪《ひず》む。この歪む時に、圧力に比例して電流が発生する。それをカテーテルに通した電線で拾い、増幅器で拡大し、コンピュータ画面上に波形を導出する。こうして、一定時間連続的に測定することによって、消化管壁の運動の詳細を分析するわけだ。

小腸内圧を測定するためには、鼻からカテーテルを十二指腸・空腸まで入れる。携帯型の内圧計も開発されており、被験者の日常生活下での長時間記録も可能である。大腸内圧を測定する方法は大腸内視鏡、ガイドワイヤ（医療用に安全に作られ、内視鏡の中を通せる針金）、スライディングチューブ（大腸内視鏡よりひとまわり太い、ただの管）などをうまく利用して圧トランスデューサつきのカテーテルを大腸に挿入し、圧を測定する。カテーテルを入れるのは験者も被験者も大変である。被験者には管が入った後は違和感があるが、じきに馴れてしまう。測定部位は下行結腸とS状結腸が多いが、横行結腸、上行結腸の内圧測定も十分に可能である。

ストレス負荷の検査例

こうして、大腸内視鏡を用い、圧力トランスデューサを大腸に挿入して、腸の運動を実測した。

そのうえで、愛媛大学名誉教授の小川暢也が中心になり、日本心身医学会で開発した鏡映描写法でストレスを負荷した。

鏡映描写法というのは、鏡に写った星形の図形だけを見ながら、電子ペンで手許の星形の図形を素早くなぞってもらう課題である。手許の星形を直接見ることができないし、鏡の図形の見え方と実際のペンの動きが一致しないため、馴れないと難しい課題だ。しかも、ペンが図形から少しでもはみだすと不快な電子音が出て誤りが指摘される。一定の図形をペンでたどる運動を手早く行うことが強く要求されるが、この時、鏡に映るペンの動きと自分の手の感覚が知覚の手がかりになる。このため、知覚運動学習とも言える方法である。簡単なように見えるが、思う通りにはならない。著者自身も実際に試したことがあるが、思い通りに課題を遂行することは非常に難しく、この方法では、設定の仕方により、かなりの焦りと葛藤を誘導できると評価されている。

こうして、健常者とＩＢＳ患者の双方にこの課題を与え、時間軸に沿って大腸内圧の変化を記録すると、健常者にはたいした変化はなかった。ところが、ＩＢＳ患者では、多くの例で鏡映描写ストレスにより、大腸内圧で見る大腸運動が亢進《こうしん》してくることがわかった。そして、鏡映描写が終わっても運動の亢進はすぐには元に戻らず、持続する現象が見出された。この記録から運動係数を算出すると、腸の運動を定量化できる。このようにして、健常者と異なり、ＩＢＳ患者では、鏡映描写ストレスのような刺激に反応して、大腸運動が亢進することが分析できたのである[2]（図３―１）。

ＩＢＳと消化管運動

小腸にも類似の現象がある。別のトランスデューサを十二指腸にも挿入した。ストレスを負荷すると健常者でもフェーズⅡが増えるのだが、これはＩＢＳでより長く続く[3]（図３−２）。またＩＢＳでは、フェーズⅡの最中に少し変わった運動が見られる。これは群発収縮と呼ばれ、持続的な収縮

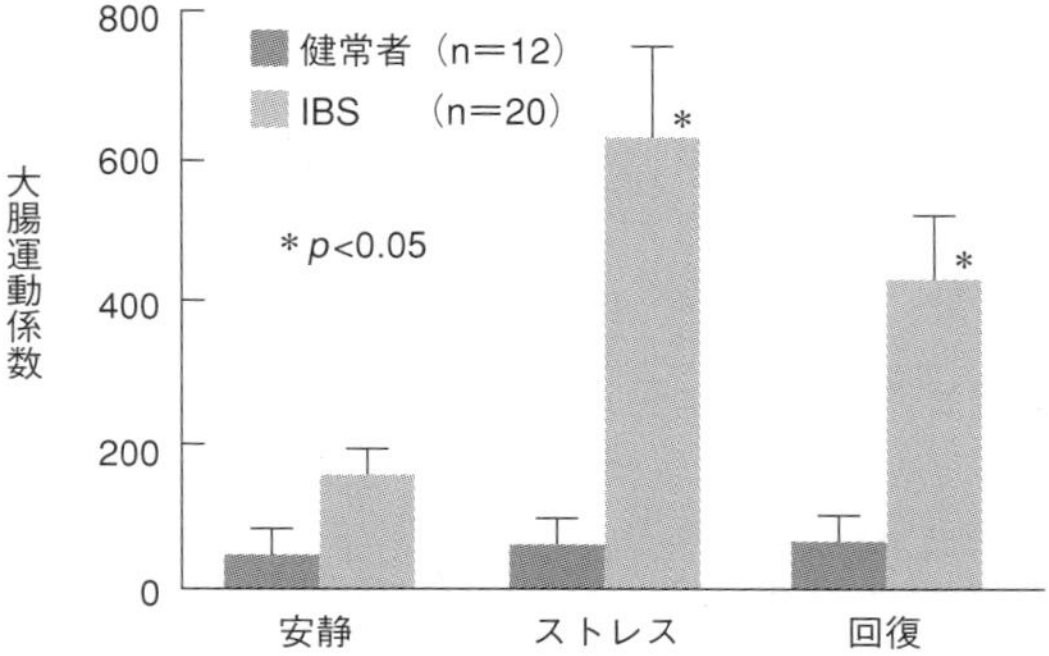

図 3–1　ストレスによる大腸運動亢進
（Fukudo, S. and Suzuki, J., *The Tohoku Journal of Experimental Medicine 15*：373－385, 1987 より引用）

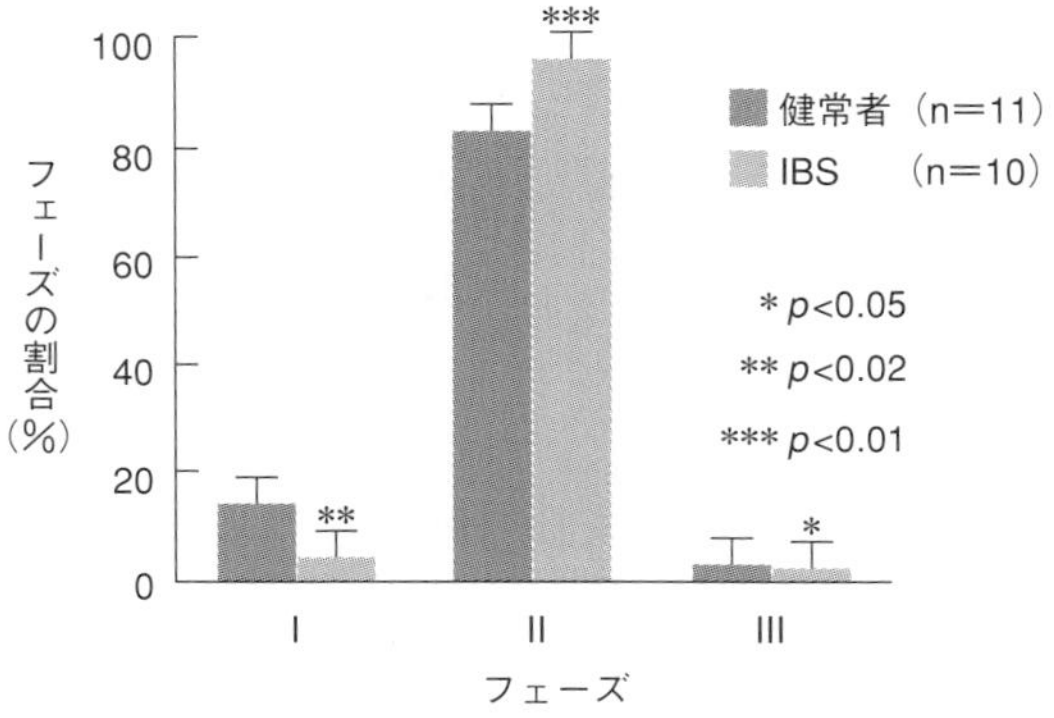

図 3–2　ストレスによる小腸運動の変化
（Fukudo, S., et al. “Brain–gut response to stress and cholinergic stimulation in irritable bowel syndrome”, *J. Clin. Gastroenterology 17*：133–141, 1993 より引用）

の上に小刻みな収縮が乗り、約一分ごとに異常収縮と休みが繰り返される波形パターンである。また、緊張性収縮も起こる。

健常者の場合、寝てリラックスするとフェーズⅡの割合が非常に減り、覚醒すると増えるサイクルを日夜繰り返している。ＩＢＳでは覚醒中のフェーズⅡの割合が少し高く、フェーズⅡの最中の群発収縮とバーストの割合も高いことがわかった。非常に面白いことに、これらの異常な波形は睡眠により著しく減少する。すなわち、ＩＢＳの小腸運動は寝ていれば正常、起きると異常になる。脳の覚醒水準が腸の病態に影響を与えている病気だと言えるのである。

ＩＢＳの消化管運動異常の背景をさらに探るため、腸の筋層間神経叢にある神経伝達物質を健常者とＩＢＳ患者双方に投与した著者らの研究を紹介しよう[3]。

ネオスチグミンという薬を投与すると、筋層間神経叢のアセチルコリンを増やすことができる。アセチルコリンの分解酵素の作用をネオスチグミンが阻害するからだ。前章で書いたように、神経から出たアセチルコリンは、腸の平滑筋を刺激して、収縮させる作用がある。こうしてネオスチグミンの投与で腸の収縮運動が誘発されるが、健常者では程度は軽い。ところがＩＢＳでは、ときにきわめて大きな大腸収縮が起こり、腹痛を強く訴えることが少なからずある（図３−３）。等量の神経伝達物質が負荷されても、それによって起こる大腸の反応性が大きいわけである。

以上から、ＩＢＳ患者では、ストレスを受けると、大腸・小腸ともに運動が刺激され、健康な人よりも程度が激しい消化管運動が起きる。これがＩＢＳの症状の源流の一つである。

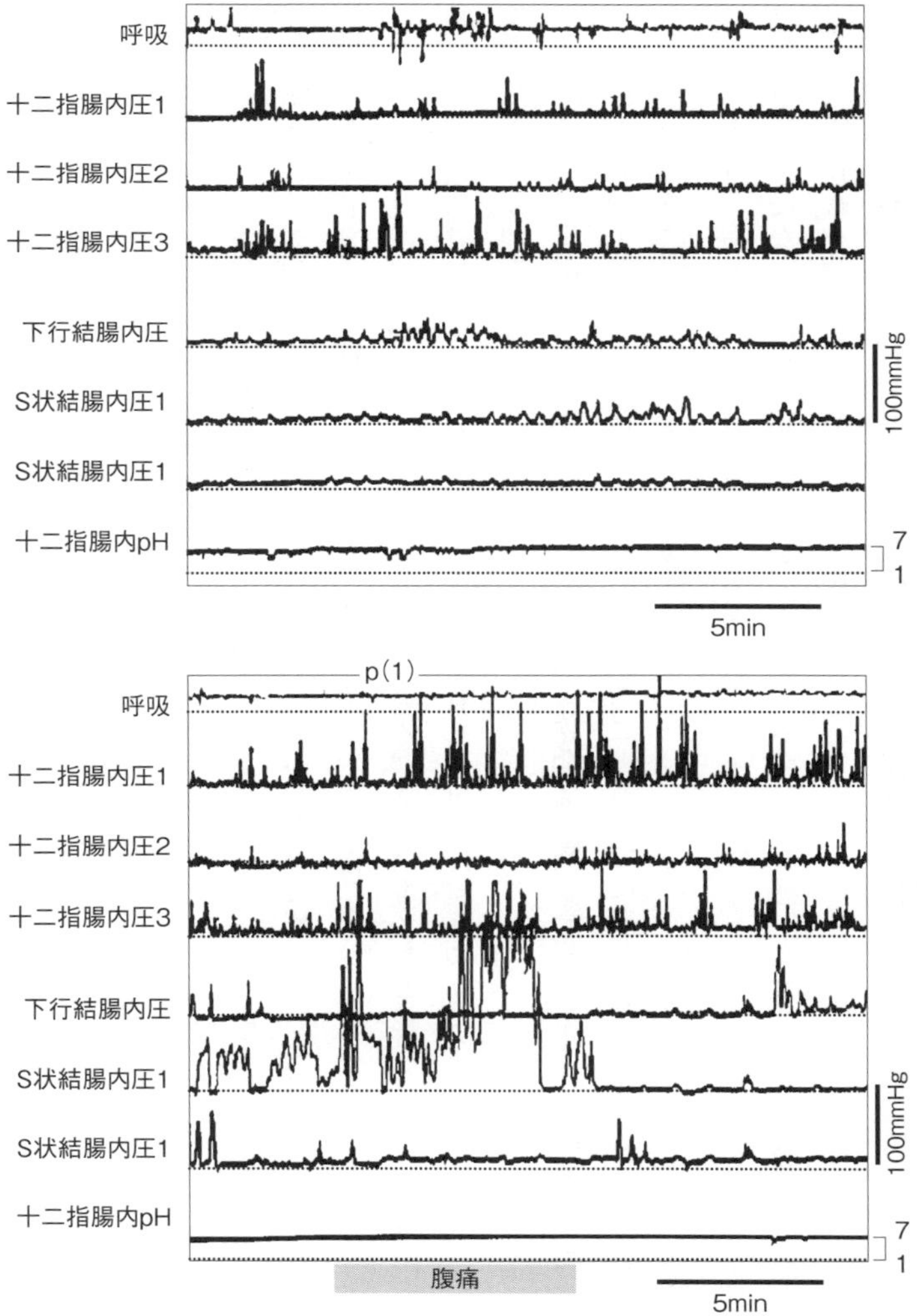

図 3-3　薬物刺激による小腸・大腸運動——健常者（上）と IBS 患者（下）の比較

ネオスチグミンによってアセチルコリンを増加させた時の小腸・大腸運動。

（Fukudo, S., et al., *Journal of Clinical Gastroenterology 17*：133－141, 1993 より引用）

ＩＢＳと心理的異常

ＩＢＳの診療がなかなか進まない原因の一つに、ＩＢＳ患者が持つ心理的特性がある。心療内科や精神科以外の診療科でも、患者の心理を重視する風潮が強くなってきた。その昨今でも、診療に時間がかかる患者は敬遠されがちである。そして、消化器症状を訴える患者の中でも、ＩＢＳは患者の心理的特性への配慮が必要なため、診療に時間がかかる群に属している。これは日本だけの話ではない。ＩＢＳの研究仲間、ＵＣＬＡ（カリフォルニア大学ロス・アンゼルス校）のリン・チャン[4]も、いつも診療に時間がかかって大変だと言って嘆く。彼女はもともと純粋な消化器内科医で、心理行動面の本格教育は受けていない。しかし、ＩＢＳを専門にするようになってから、心理行動の勉強をせざるを得なくなったという。

ＩＢＳ患者は大腸の症状以外に、心窩部痛《しんかぶつう》、食後膨満感、悪心《おしん》、嘔吐、食欲不振、胸焼け、季肋部《きろくぶ》（肋骨《ろっこつ》の下）痛、背部痛などの症状を訴えることも稀でない。これらは、胃・十二指腸、食道、胆道、膵臓に関係するような消化器症状である。もっとある。頭痛、頭重感、眩暈《めまい》、動悸、頻尿、月経障害、筋痛、四肢《しし》末端の冷感、易《えき》疲労感（疲れやすさ）などの多彩な身体症状を呈する。これらだけではない。抑うつ感、不安感、緊張感、不眠、焦燥感、意欲低下、心気傾向、欲求不満などの精神症状を持つことが多いのである。

これらの多彩な症状から、心療内科医や精神科医が診察すれば、高率に心理診断を下すことが可能である。[5] ＩＢＳの代表的な心理機制はうつ病性障害、不安障害、身体表現性障害である。詳しくは後述するが、身体表現性障害とは、心理的葛藤が身体症状となって現れる疾患をいう。ＩＢＳの消化器症状は、これら精神症状の増悪とともに増悪し、心理状態の改善とともに改善する場合が多い。

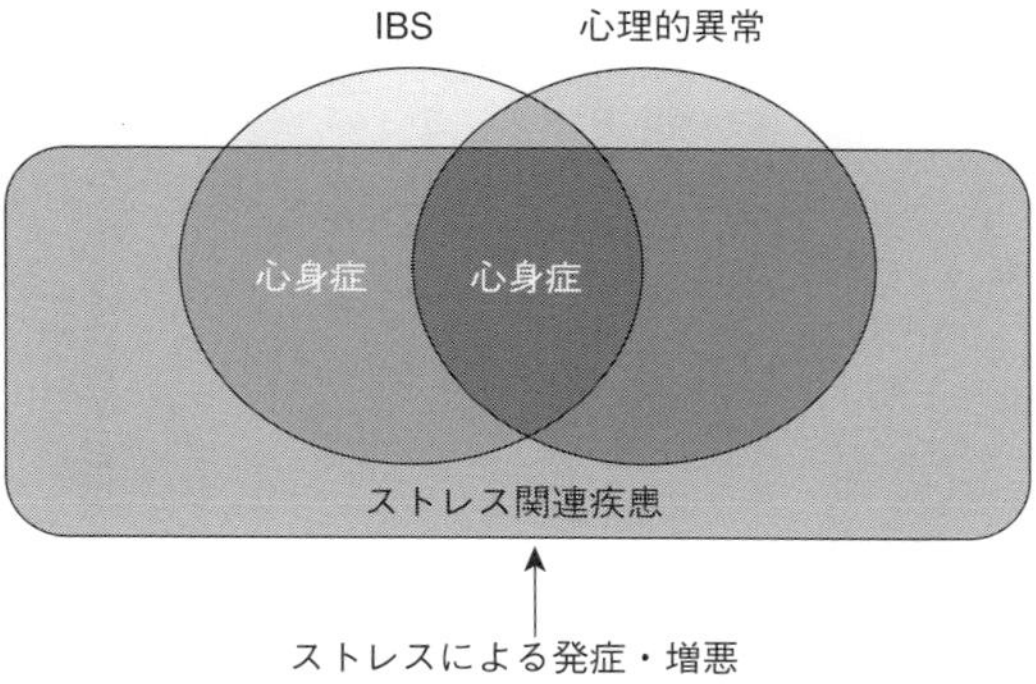

図 3-4　IBS と心身症と心理的異常の関係
心理的異常とはうつ·不安·身体化など神経症圏の障害をさす。

第1章で、ＩＢＳの症状が心理社会的ストレスで発生したり、悪化したりすることを述べた。ＩＢＳは内科の病気、つまり、身体の病気である。身体の病気であって、これがストレスで発生・悪化する病態のことを心身症と呼ぶ（心療内科はもともとこの心身症の診療を中心に発達してきた科である）。一方、うつ病性障害、不安障害、身体表現性障害などの精神障害と身体の病気は二律背反でなく、しばしば合併する。数学の集合論が得意な人にはすぐ理解できることと思うが、ＩＢＳと心身症、そして心理診断の関係は理論上は四つに分けられる。ＩＢＳで心身症でなく心理的異常もないもの、ＩＢＳかつ心身症であるが心理的異常はないもの、ＩＢＳかつ心身症かつ心理的異常を伴うもの、ＩＢＳだが心身症でなく心理的異常を伴うもの、である（図

3―4)。

ところが、IBSの場合には、大部分が、IBSかつ心身症であるが心理的異常はないもの、もしくは、IBSかつ心身症であり心理的異常も伴うもの、この二者のいずれかである。よって、IBSの心理的異常の部分も、ストレスで発生したり悪化したりする。だから、IBSの診療では、前述のリン・チャンのように、消化器のことだけでなく、心理的なことについても、自ずと学ぶ必要性が出てくる。

三種類の心理機制

では、IBSの代表的心理機制について解説しよう。うつ病性障害とはどんなものだろう。一般的に言えばうつ病となるが、実は、うつにもいろいろな種類がある。精神科医でもよほど注意しなければならないうつ病もあれば、心療内科医が診療するのがぴったりくる、身体の病気を伴ううつ状態もある。これらの総称がうつ病性障害である。

うつとは気分の障害のことを指し、晴れやかでない気分が一定期間持続するものを呼ぶ(6)。誤解してはならないのは、気分が落ち込めば、何でもかんでもうつではないということだ。多少の心理社会的ストレスがあれば、数日間気分が落ち込むのも当然で、これは正常な反応である。しかし、それが二週間も続くようであれば、注意しなければならなくなる。うつの診断で大事なのは、憂鬱な気分と日常生活での喜びの喪失の両方が、あるいはどちらかが持続していることである。その上で、食欲不振、不眠、焦燥感、疲労感、集中困難、罪業念慮《ざいごうねんりよ》（自分を卑下して責める）、自殺念慮（死んだほうがましだと思う）といった症状の、何種類かがまとまって、一定期間以上続いている場合、うつ病性障害の可能性が高まる。

不安障害は、昔、不安神経症と呼ばれていたもので、不安や心配を主な症状とする障害である[6]。そして、その不安は突然起こったり、持続的に存在したりする。これらは、動悸、冷汗、震え、窒息感、胸部不快感、悪心・腹部不快感、眩暈、非現実感、制御不能感、死の恐怖、異常感覚、皮膚温感異常などの症状が組み合わさって発生するので、本人には大変いやなものに感じられる。

第1章のAさんは不安障害の一種のパニック障害であった。これは、突然起こるパニック発作とそれがまた起こったらどうしようという予期不安を特徴とする。パニック発作とは、強い恐怖・不快感が、動悸、胸痛、呼吸困難、発汗、震えなどの自律神経系の興奮症状四つ以上とともに、突然起こり、通常一〇分以内に頂点に達するものである。パニック発作は、しばしば、自己制御喪失感、現実喪失感、このまま死ぬのではないかという恐怖感などを伴う。このような発作的な不安だけでなく、人前に出ることに極度に緊張し、その場を避ける社会不安障害（社会恐怖）やちょっとしたことすべてを心配する全般性不安障害など、何種類かのものがある。

身体表現性障害については前述したが、これは日常生活での葛藤が、本当の身体疾患によらずに、身体症状として「表現」されている、というものである[6]。このような心理機制のことを「身体化」とも呼んでいる。たとえば、身体表現性障害の一つの型である転換性障害は、古典的にはヒステリーと呼ばれていた神経症に属するものだ。これは、日常生活での葛藤が、手足の運動の麻痺のような神経機能の喪失に「転換」して現れるものである。

その一方で、症状によって患者が何らかの利益を無意識に得ている場合が多い。利益は金銭的なものであったり、たとえば周囲に同情されることによる有利な立場であったり、心理的な報酬であったりする。同じような仕組みで、麻痺ではなく、身体の痛みとして症状が現れる場合があり、これを疼痛《とうつう》性障害と言う。身体症状により、何か重篤な疾患に罹っているという観念にとらわれている場合は心気症である。多彩な身体症状を医師に訴え続ける場合は身体化障害である。いずれも、身体症状によって患者は苦痛を被《こうむ》っている。そして、それらは、患者がわざと作り出したものではない。患者が身体症状を意図的に作り出している場合は詐病《さびょう》である。

心理検査法ＭＭＰＩの長所と短所

これらの心理傾向を把握するために、心理検査がしばしば用いられている。その代表選手がミネソタ多面的人格検査（ＭＭＰＩ）であろう。(7) これは、教育現場でもよく使われているので、検査を受けた人も多いはずである。ＭＭＰＩには、心気（Ｈｓ）、うつ（Ｄ）、ヒステリー（Ｈｙ）、偏倚《へんい》（Ｐｄ）、偏執（Ｐａ）、精神衰弱（Ｐｔ）、精神分裂（Ｓｃ）、軽躁（Ｍａ）、社会的内向（Ｓｉ）の臨床尺度と妥当性尺度があり、信頼性と妥当性が確立されている。

信頼性と妥当性が確立された心理検査とは、同じ人物に何度やってもほぼ同じ結果が出る、答えようのない質問がない、別の方法で評価したものと科学的な整合性が取れている、などの一連の事項がきちんと証明されているものをいう。これを証明するには、科学的な計算が必要であり、一般雑誌に掲載されているアンケートのようなものとは全く異なる厳密さが要求される。

ＭＭＰＩの各心理尺度は標準化した得点であるＴ値で比較することができる。健常者では、各心理尺度とも、Ｔ値は五〇付近（正常）にある。これに対し、ＩＢＳ患者では、心気、うつ、ヒステリーの各尺度が六〇〜七〇以上に偏《かたよ》って高い「心身症三徴」（神経症三徴ともいう）のパターンが認められる。

ＭＭＰＩは厳密で良いが、欠点もある。質問数が多い。完全版で五五〇問、簡略版でも三八三問もある。年配の患者では、こんなものやってられないと怒り出す人や、途中で投げ出してしまう人もいる（それらの場合、それはそれで医療上の参考にはなる）。そこで、うつ・不安・身体化を代表とする心理傾向・神経症傾向を、より簡単に検出できる別の質問紙もよく使われる。自己記入式抑うつ尺度（ＳＤＳ）、ベックうつ病尺度（ＢＤＩ）、自己報告式抑うつ質問紙（ＳＲＱ－Ｄ）、状態特性不安尺度（ＳＴＡＩ）、顕性不安尺度（ＭＡＳ）、矢田部―ギルフォード検査（Ｙ－Ｇ）、コーネル・メディカル・インデックス（ＣＭＩ）などの簡便な心理検査法はよく知られている(5)。

もちろん、われわれ医師は心理検査を機械的に用いたり、結果を鵜呑みにしたりはしない。心理検査だけで、人間の心理行動のすべてが分析できるわけはない。基本は人間による人間のための面接にある。それを行った上で、あくまでも面接を補強する参考所見として心理検査を活用するのである。

以上のような心理的なからくりにより、ＩＢＳが起こるとすれば、理論としては非常に人間的で面白い。実際に、これらの心理機制がＩＢＳの唯一の「原因」であり、かつまた、「病態」であると思われた時代もあった。しかし、ＩＢＳは心理ですべて解決できる単純なものではなかったのである。

バロスタット法の登場

一九七三年に、ジェームズ・リッチーが、非常に独創的な研究を発表した。(8) ＩＢＳ患者の大腸にバルーンを入れ、どのくらい膨張させたら患者が腹痛を自覚するのか、それが健常者とはどの程度違うのかを調べたのである。結果は、ＩＢＳ患者のほうが、弱い刺激で腹痛を自覚してしまう、というものであった。ところが、この研究は見事に無視され、長年ほとんど顧みられなかった。すなわち、ほとんどのＩＢＳ研究者に真実を見抜く目がなく、目は節穴であったというわけだ。著者も一九八三年から研究をはじめたので、節穴暦があると言わなければならない。

ところが一九八〇年に、ノースカロライナ大学のウィリアム・ホワイトヘッドが、もっとうまく検査してこの現象を再現し、論文を公刊、そして、一九八五年に共著で『ＩＢＳ』という本を出したのである。(9) これは行動医学のシリーズ本の一冊で、ＩＢＳ研究の歴史に残る名著だ。まだ駆け出しであった著者は、この本によって、ＩＢＳ患者の大腸の知覚の閾値《いきち》が、実際に低下しているらしいことを知った。閾値の閾とは「しきい」のことである。しきいをまたいで中に入れば、そこは家の中で、外界とは別世界である。それと同じように、刺激が小さい時には、刺激しても神経細胞は何も変わらない。ところが、刺激の大きさがある臨界値（しきい）を超えると、生理的に別世界になり、神経細胞が急に興奮しはじめる。その臨界値のことを閾値という。知覚の閾値とは、刺激を感じはじめる値のことをいうわけである。

ＩＢＳ患者の大腸内視鏡検査は実は難しい。その理由は、大腸ファイバーを奥に進める時に、痛がる人が多いためである。その当時は、ＩＢＳの患者は神経質だから我慢できない（患者のせい）、あるいは、患者が痛がるのは、術者の技量が悪いからである（医師のせい）、そのいずれかで説明されることが多かった。ところがこの現象は、患者のせいでも医師のせいでもなく、むしろＩＢＳの本質を突いた現象であって、誰もが気づいていながら、見抜けなかった真実を含んでいたと言える。

一九九〇年代に、バロスタットという機器が発明され、消化管の微細な運動と知覚の測定に威力を発揮するようになった[10]。この機器を使った検査がバロスタット法である。古典的な教科書には薄いゴム球を使った消化管内圧測定法が載っている。薄いゴム球には、容量を少し変えると内圧が激しく上昇し、消化管の微細な運動を正しく検出できないという重大な欠点がある。このため、圧トランスデューサで主に消化管の収縮運動を測るという方法が長年採用されてきた。

ところが、ポリエチレンでできた薄い袋（バロスタット・バッグという）を腸の中に入れ、比較的

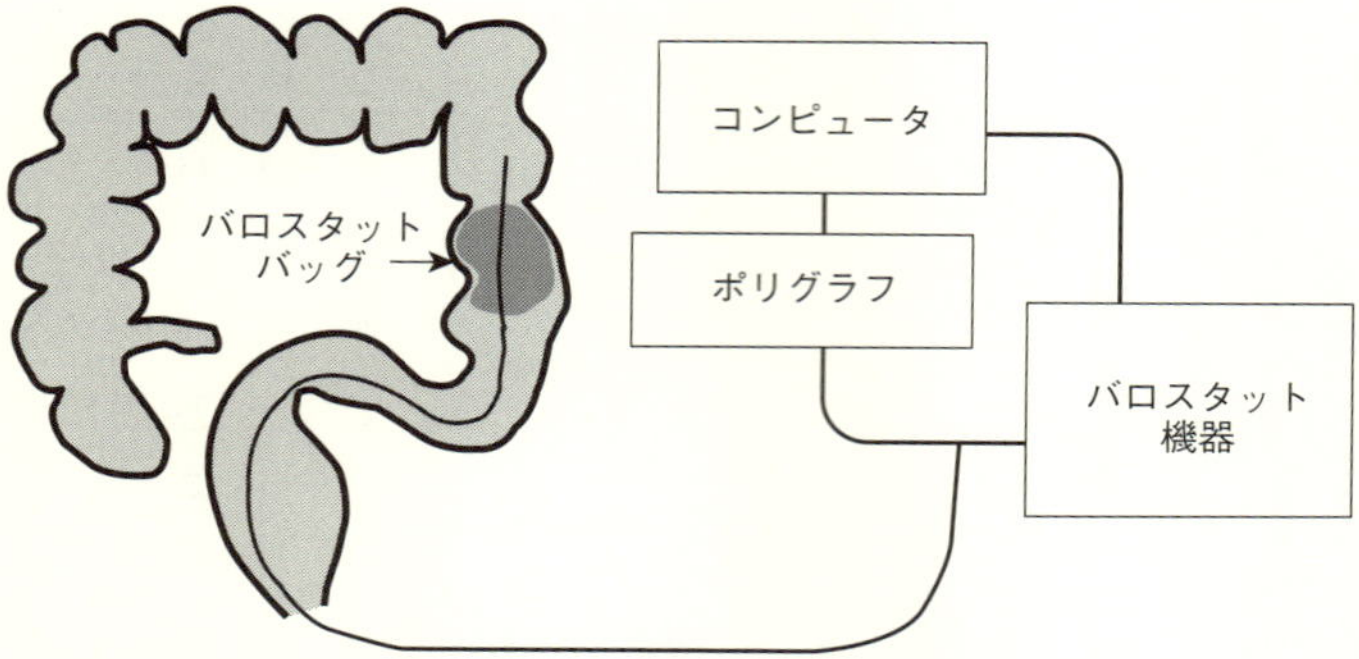

図 3-5　腸のバロスタット法

低い圧力をこの袋にかけてやると、面白い現象を観察できることがわかったのである。こうすると、少しの圧の変化で容量が大きく変わる。これが可能になったのは、情報工学が発達して、ポンプの信号と容量を測る信号を連動させるフィードバックがコンピュータで詳細にできるようになったからだ。つまり、微細な消化管運動を精密に測定できるようになったのである。

腸のバロスタット法は、次のようなものである。大腸運動を詳細に分析するためにバロスタット・バッグを大腸に挿入し、バッグの容積、圧力、コンプライアンスをコンピュータ制御下で観察する。小腸でのバロスタット法も可能であるが、研究水準にとどまっている。バロスタット法の長所は、内腔を押しつぶすような収縮運動だけでなく、内腔を押しつぶさない程度の軽い収縮運動や大腸壁緊張の変化も検出できることだ。特に弛緩反応という、収縮の逆の現象まで検出できるようになったことは大きな進歩である。このように、バロスタット・バッグを組み込んだ機器を用いた検査がバロスタット法というわけだ（図3−5）。

腸の容量は、腸壁が緊張すれば低下し、腸壁が弛緩すれば上昇する。バロスタット法では通常、一五分以上の基礎測定を行い、刺激を負荷して腸の容量の変化を観察する。また、腸壁の長時間の緊張の変化だけでなく、短時間の収縮も分析できる。

「気のせい」ではなく、内臓知覚過敏

腸の感覚を評価するためには、圧負荷と容量負荷の二つの方法がある。圧負荷とは、バッグ内圧をどの程度上昇させた時に被験者が内臓感覚を自覚するかを見る検査である。容量負荷とは、バッグ容量をどの程度上昇させた時に被験者が内臓感覚を自覚するかを見る検査である。ヒトの腸の容量は個人間のばらつきがあるため、圧負荷がより客観的であるとされている。圧負荷による知覚測定のためには、一秒間約四〇ミリリットルの最大速度でバッグ内に空気を注入する。空気注入速度によって、知覚が異なるため、ゆっくりとバッグ内に空気を注入したのでは正確な測定はできない。ここでも、バロスタットという機器で刺激法を一律に決めた方策が効いている。

そこで、少しずつ腸の内圧を変え、被験者がどのように症状を自覚するかを押しボタンで報告してもらう。大腸にバッグを入れてふくらませると、健常者はある閾値で初めて腹痛を感じるが、IBSではそれよりも低い閾値で感じてしまう。さらに、段階的に刺激圧を上昇させた後に、痛覚閾値の付近で圧を上下させて痛覚閾値を正確に決定する刺激方法が推奨されている。つまり、一回の

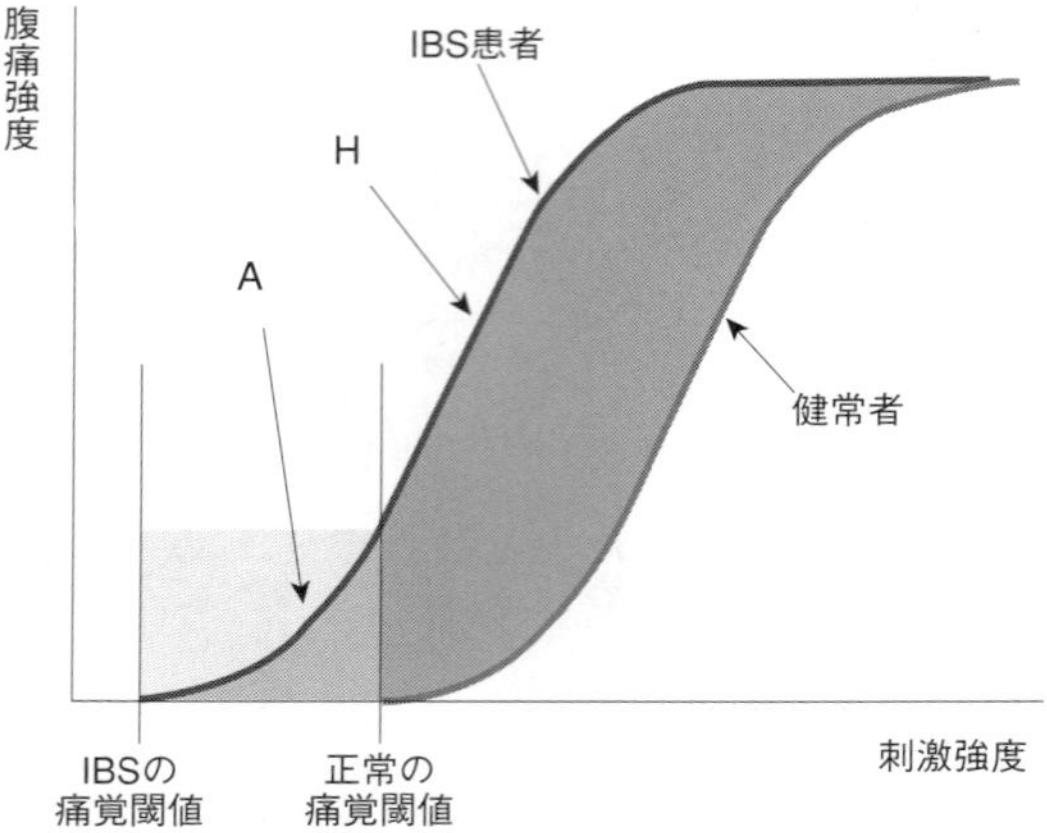

図 3-6　IBS の内臓知覚過敏
A：健常者が感じないのに IBS 患者が腹痛を感じる現象。
H：健常者も腹痛を感じる刺激に IBS 患者が腹痛をより強く感じる現象。

刺激で閾値を判定するのではなく、何度か刺激を繰り返し、初めて閾値を決めるという慎重さである。それだけではない。健常者が弱い腹痛を感じる刺激圧をＩＢＳ患者にかけると、患者にはより強い腹痛として感じられる（図3−6）。

かつては、ＩＢＳ患者がストレスによって症状を感じるのは神経質だからで、「症状を気にしなければいい」とされていた。しかし新しい検査法で調べてみると、同じ刺激に対して知覚が過敏であること（内臓知覚過敏）が証明されたわけである。

バロスタット法が開発されて良かったのは、腸壁の弛緩を含めた微細な運動とともに、内臓感覚という厄介な知覚を生理的に測定できるようになったことであろう。この方法のおかげで、内臓感覚の研究は腸を中心に進むことになった。心臓などの循環器では自由に血圧を変え、被験者の感覚を測定することはまだちょっと難しい。血圧を正常域を超えて上げたり下げたりすることは危険も伴う。バロスタット法は消化器の内臓感覚の研究をほかの内臓よりも有利たらしめた検査手段であるといえる。

なお、本書では、内臓の一般感覚は「内臓感覚」、知覚が過敏になったものは「内臓知覚過敏」と、用語を統一しておく。感覚（sensation）とは、刺激が加わった結果、感覚器官に加わった興奮が意識されることを指すのに対し、知覚（perception）とはある対象や思考に気づいたり、認識するようになる精神過程をいう。[11]知覚のほうが情動とは独立している意味合いが強いので、医学の論文では、しばしば内臓知覚過敏と記載し、内臓感覚過敏とはあまり呼ばない。これも、英語では visceral hypersensitivity なので、「内臓感覚過敏」と書いてもおかしくはないのだが、語感に違和感が強すぎるので、ここでは内臓感覚と内臓知覚過敏を区別して用いることにする。

バロスタット法は人工的な手段で腸を刺激する。しかし、同時に、人体で起こる生理現象にも近似している。大腸には、小腸から消化液と食物の残りかすが流入し、内腔をガスと糞便が移動する。健常者では便を貯留し、ある一定量の圧に達するとたいした腹痛もなく反射が起こり、排便する反応を示す。ところがＩＢＳではこの機能が障害され、それが腹痛と便通異常に繋がると考えられるのだ。

ＩＢＳと消化器病学

前述したように、一九八三年、著者は大学を卒業し、心療内科に入ってすぐに、ＩＢＳの研究をはじめた。その頃、ＩＢＳは日本の消化器病学の中では、正直に言って不人気の領域であった（当時からずっとIBSを研究しているのは弘前大学の佐々木大輔である)。IBSの前提として、大腸内視鏡などの通常の臨床検査所見は正常なのであるから、当然と言えば当然と言える。では、心療内科ではIBSに人気があったかと言えば、そんなこともなかった。心療内科とは、九州大学名誉教授の池見酉次郎の造語で、心理療法も行う内科、という意味である。当時は、入局者も心理療法をやりたい人が多く、心理療法こそ王道というのが、一般的な風潮であった。最もやりがいのある心理療法の対象疾患は、神経性食欲不振症などであろう。そういうわけで、IBSの原因や仕組みを研究する心療内科医は、ちょっと変わっていると見られたのである。

それでも、無論、論争はあった。ある人は消化管運動異常がIBSの原因であると言い、また別の人は心理的異常がその原因であると主張していた。その頃は消化管運動の研究の勃興期であり、IBSの病態も消化管運動を精密に測定すれば最終解決できるだろうという見解があった。しかし、消化管運動異常のみがIBSの病態であるとすれば、心理的異常やストレスで症状が悪くなるのはうまく説明できるのか、という疑問が湧く。したがって、心療内科の医者として、IBSのストレス応答を中心に研究を進めたのも当然であった。

やがて、アメリカの消化器病学会に出てみて、驚いた。IBSを中心とした、消化管機能の研究がきわめて盛んなのである。患者数が多い疾患を解明するのは当然という雰囲気である。しかも、IBS患者の心理にまで踏み込む診療を良しとする見解が定着していた。そのうち、IBSの病態も消化管運動異常だけではなさそうだということが、おぼろげながら明らかになってきた。その時期に内臓知覚過敏が見直されたのである。前述の通り、ＩＢＳの内臓知覚過敏は一九七三年に最初に報告されていたのだが[8]、ほとんど顧みられなかった。そして、ホワイトヘッドの報告[12]を経て一九九〇年頃から、ＵＣＬＡのエメラン・マイヤーが内臓知覚過敏を体系的に研究し、その重要性を強調し出して、どうもそうらしいという流れになってきたのである[13]。

それでも、ＩＢＳの心理的異常やストレスで症状が悪くなるのはうまく説明できない。ストレスによる発症・増悪、不安や抑うつなどの心理的な異常、消化管知覚過敏の三つは統一的に説明できるはずである。そこから脳腸相関という概念が必然的に生まれる。著者らがＩＢＳの原著論文で初めて小腸・大腸機能とともに脳機能を同時に測定し、脳腸相関という表題を使ったのは、一九九三年のことであった[3]。

脳波分析の重要性

ストレスが負荷されると、脳から腸にシグナルが伝達されて反応が起こる。ＩＢＳではこの反応が前に述べたように過大に起こっている。そこで、ＩＢＳ患者の脳ではどんな現象が起こっているのかを脳波で調べた。

実はこの話にも長い歴史がある。東北大学第一二代総長の本川弘一は脳波の大家であり、東北大学の脳研究の伝統を築いた一人である。著者は、その弟子の下田又季雄（鳥取大学名誉教授）に、ＩＢＳ患者の脳波を調べろ、と心身医学会で会うたびに言われていた。下田学説によると、ＩＢＳ

患者の脳波をきちんと取れば、14&6／秒の陽性スパイクが記録できるはずだというのである。この学説では、この脳波パターンが間脳の機能異常をあらわすものであり、異常を描出するには、薬物賦活《ふかつ》脳波が最も有望だという。

一九八〇年代は夜もふけてくると各医局で酒盛りがはじまるのどかな時代であった。ある日いつものように、当時は講師だった村中一文を中心に酒盛りがはじまった。酒盛りといっても、あの実験をどうしようとか、他大学の学会発表の品定めなど、今から考えると真面目な話も多かった。話の流れで、いろいろな心身症を研究しているが、脳の機能を見ないことにはしょうがないのでは、ということになった。そこで著者は、わが研究班ではＩＢＳ患者の脳波を調べる、と宣言してしまったのである。言ったからにはやらねばならない。後から思い出すと、ほかの班でも別の疾患で脳波を取る、と宣言していた記憶があるのだが、そちらの宣言は反故《ほご》にされてしまったようだ。

当方は愚直に、同級生の田中義規とともに、脳波を測定し出した。ところが、あにはからんや、14&6／秒の陽性スパイクは全く出てこない。どうも、下田学説とは違うようである。しかし、脳波の周波数成分に健常者との違いがありそうだということがわかってきた。それで、この研究は脳波の周波数分析を主体に推進することにして、間もなく入局してきた野村泰輔が引き継いだ。

ＩＢＳ患者の脳波を調べる

この頃までに、ＩＢＳの小腸・大腸機能を測定することの重要性はわかってきていたが、きちんとした脳機能の測定は世界的にもほとんどなかった。そこで、著者らは、小腸・大腸内圧とともに、脳波を測定することにした。

前述したように、ＩＢＳではストレスに対する生体反応に異常が見られるので、ストレス負荷を行った。この時、脳波も測定するので、鏡映描写法は使えない。手を動かすと脳波に筋電図（筋収縮時に発生する電流）が混入してしまうからだ。そこで、脳波にほとんど筋電図が入らない暗算ストレスを加えた。

これは、二種類の数字の加法を一〇秒以内に暗算してもらい、正解ならば桁数《けたすう》を増やし、不正解ならば桁数を減らすものである。一桁からはじめる。2＋3＝5ならすぐできる。正解すれば、二桁に進む。24＋52＝76も簡単であろう。では、三桁に進み、683＋264では？　このあたりから、不正解が出てくる。計算が得意な人でも、三桁と四桁を行ったり来たりする場合がほとんどである。

脳波を取って周波数分析をしてみる。脳波は波の周波数によって、八〜一三ヘルツのアルファ波、一三ヘルツ以上のベータ波、四〜八ヘルツのシータ波、四ヘルツ以下のデルタ波に分かれている。一ヘルツとは、一秒間に一回の周期的な波が来るものである。家庭の電気の交流は東日本が五〇ヘルツなので、一秒間に五〇回の周期的な波が来ており、西日本は六〇ヘルツなので、一秒間に六〇回の周期的な波が来ていることになる。目を閉じて、安静にしている時に脳波を取ると、一秒間に八〜一三回の波、すなわちアルファ波が目立つ。ところが、緊張しストレスを感じると、アルファ波が目立たなくなり、一秒間に一三回以上の速い波、すなわちベータ波が増えてくるのである。

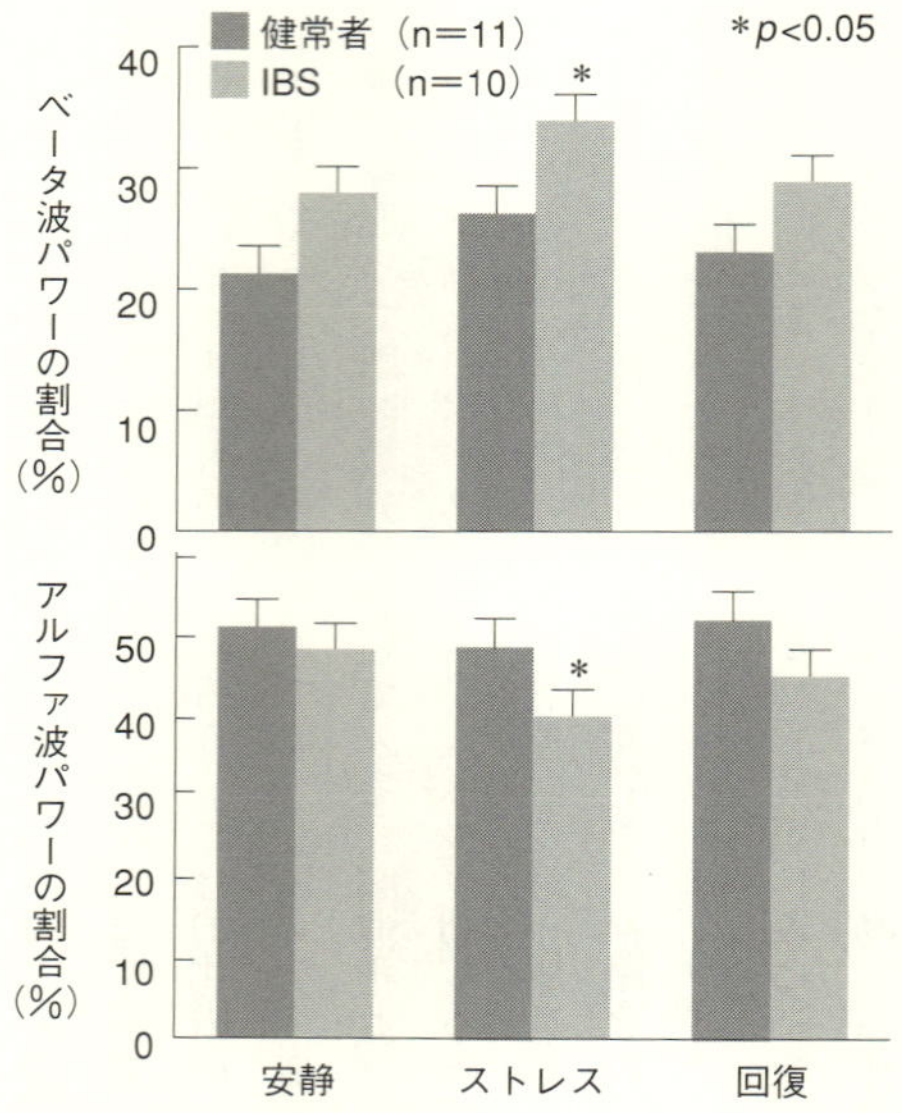

図 3–7　IBS の脳波
（Fukudo, S., et al., *Journal of Clinical Gastroenterology* *17*：133－141, 1993 より引用）

　こうして、データを分析してみると、健常人では、ストレスによってアルファ波が少し減弱したあとに回復した。ベータ波は、逆にストレスによって増強したあとに回復する。これに対して、ＩＢＳでは、ストレスによってアルファ波が減り、ベータ波が増える程度が強いことがわかった[3]（図3－7）。ＩＢＳの患者によっては、安静にしている時からすでにストレスを感じ、健常人よりもアルファ波が減り、ベータ波が増えている場合があることもわかった。そしてまた、大腸運動の変化が、これらの脳波の変化とも相関することがわかったのである。

　このようにして、ＩＢＳでは、腸の運動だけでなく、脳のストレス感受性も高いことが示唆された。著者らとは別に、イギリスのデイビッド・ウィンゲートらは、ＩＢＳの終夜脳波は正常ではない、レム睡眠（睡眠中も脳が覚醒している、いわゆる「浅い眠り」）の割合が増えている、と報告した。

ケンブリッジの国際脳腸シンポジウムで、ＩＢＳ患者のレム睡眠の割合がこんなに多いとは驚きであると話題になったほどである。

脳腸相関の仕組み

実は脳機能は腸の機能に対して、自律神経とホルモンなど液性の生理活性物質（後述）を介して、影響を及ぼしている。自律神経には、交感神経と副交感神経の二種類がある。交感神経は、敵と戦ったり、敵から逃走する時に働く神経系だ。交感神経は興奮すると、心拍数増加、血圧上昇、瞳孔《どうこう》拡大、血糖上昇などの一連の変化を起こすので、アクセルに例えられる。

一方、副交感神経は、休息を取ったり、消化吸収の時に働く神経系である。副交感神経は興奮すると、心拍数低下、血圧上昇の抑制、瞳孔縮小、血糖低下などの一連の変化を起こすものであり、ブレーキに例えられる。ただし、このアクセルとブレーキの例えは、腸にはあてはまらない。交感神経の興奮は腸の運動と消化液の分泌を抑制するので、腸にはブレーキになる。副交感神経の興奮は腸の運動と消化液の分泌を促進するので、腸ではアクセルになる。

自律神経は、脳と腸の両器官を繋ぐ神経経路なので、腸の外来性神経とも呼ばれている。外来性神経があるということは内在性の神経もあるわけで、これが第2章で紹介した筋層間神経叢と粘膜下神経叢である。古い本では、筋層間神経叢と粘膜下層神経叢のどちらも自律神経系の「一部分」のように書かれているが、研究の進捗により、自律神経系の機能からは大いに独立して働いていることがわかり、まとめて、腸神経系（Enteric Nervous System：ENS）と言われることも多い。これに対して、脳と脊髄は中枢神経系（Central Nervous System：CNS）、自律神経系はAutonomic Nervous System：ANSである。

それはともかく、外来性神経の線維には交感神経性線維と副交感神経性線維があり、それらの中を遠心性線維（下り）と求心性線維（上り）が走っている。プロローグでは、交感神経・副交感神経とも遠心系路と書いたが、これは狭義の自律神経系のことなので、ややこしい。同じケーブルの中を上りと下りが走るので、ケーブル自体を広義の自律神経と呼ぶ。このように、脳は、まず自律神経、それから、腸神経系を介して、腸と接続している。

その遠心性線維（下り）を見てみよう。交感神経は、脊髄から交感神経節でアセチルコリンを放出するニューロンが終わり、シナプスを変える。その節後《せつご》線維は、筋層間神経叢に終わり、ノルアドレナリンを放出し、腸の運動を抑制する。副交感神経は、頭仙系《とうせんけい》という渾名《あだな》があることからもわかるように、二つの系統がある。まず、頭すなわち脳から出るのが迷走神経である。脳から出るのに、頭にとどまらずに「迷って走り」、胸部や腹部の内臓に接続している。もう一つは、脊髄の仙骨部分である仙髄から出る骨盤内臓神経である。これら副交感神経の節前《せつぜん》線維は、筋層間神経叢に終わり、アセチルコリンを放出し、腸の運動を引き起こす（図3–8）。

では、求心性線維（上り）はどうか。第2章で述べた脊髄神経の感覚ニューロンがそれである。この神経は、実は、交感神経の中を走り、途中で遠心性線維とは分かれて脊髄後根を経由し、脊髄

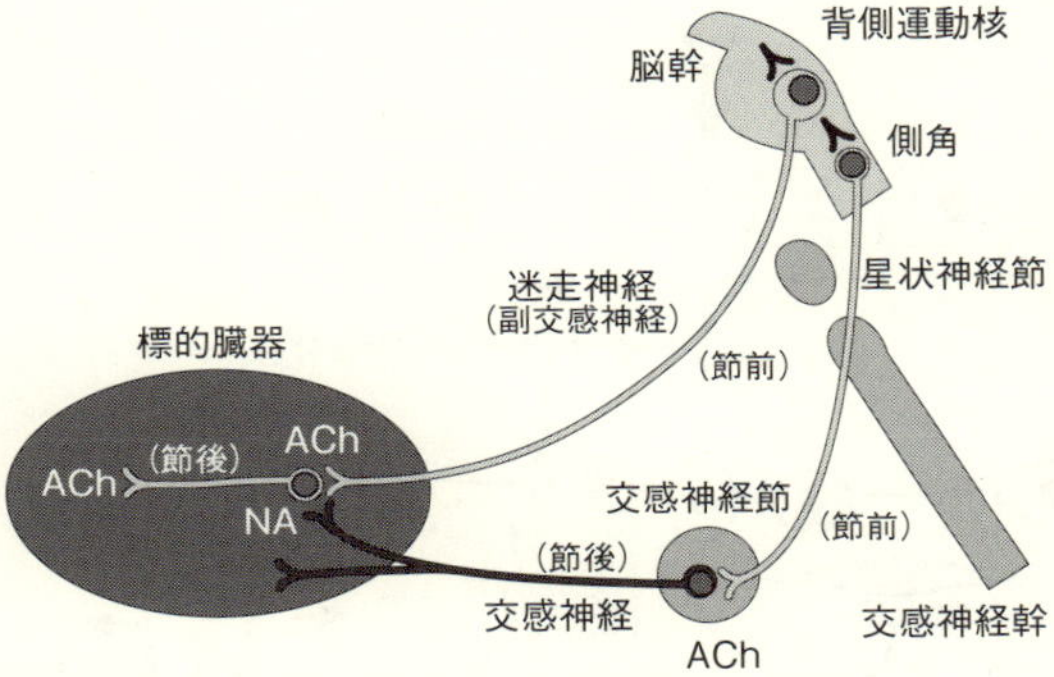

図 3-8　自律神経系の遠心路（狭義の自律神経系）
神経末端から分泌される神経伝達物質は ACh：アセチルコリンと NA：ノルアドレナリン。図では副交感神経は迷走神経だけを示し、仙髄副交感神経系は省略してある。

の後角に存在する内臓感覚ニューロンに信号を伝えるのである。その軸索は対側の経路（脊髄視床路、脊髄網様体路）を上行して脳に到達する。

求心性線維には、もう一つある。それは、迷走神経の求心性線維である。迷走神経は内臓を「支配する」脳神経である、と古い医学の教科書に書かれている。これは正しい。しかし、一面の真理である。実は、迷走神経の路線の九〇％は求心性線維（上り）なのである。残る一〇％が、前述したように脳から下り、内臓を「支配する」遠心性線維である。つまり、迷走神経の本務は、内臓を「支配する」よりも、内臓の信号を脳に「伝える」ことにあるようだ。迷走神経の求心性線維は延髄の孤束核《こそくかく》に終わり、内臓の情報を中継を介さずに直接に脳に伝達しているわけである（図3―9）。

このように、脳機能が腸機能に対して、また、腸機能が脳機能に対して、影響を及ぼしている。これらを脳腸相関と呼んでいる。IBS患者に暗算ストレスを負荷した時、大腸運動の変化が脳波の変化と相関したが、この結果こそまさに脳腸相関によるも

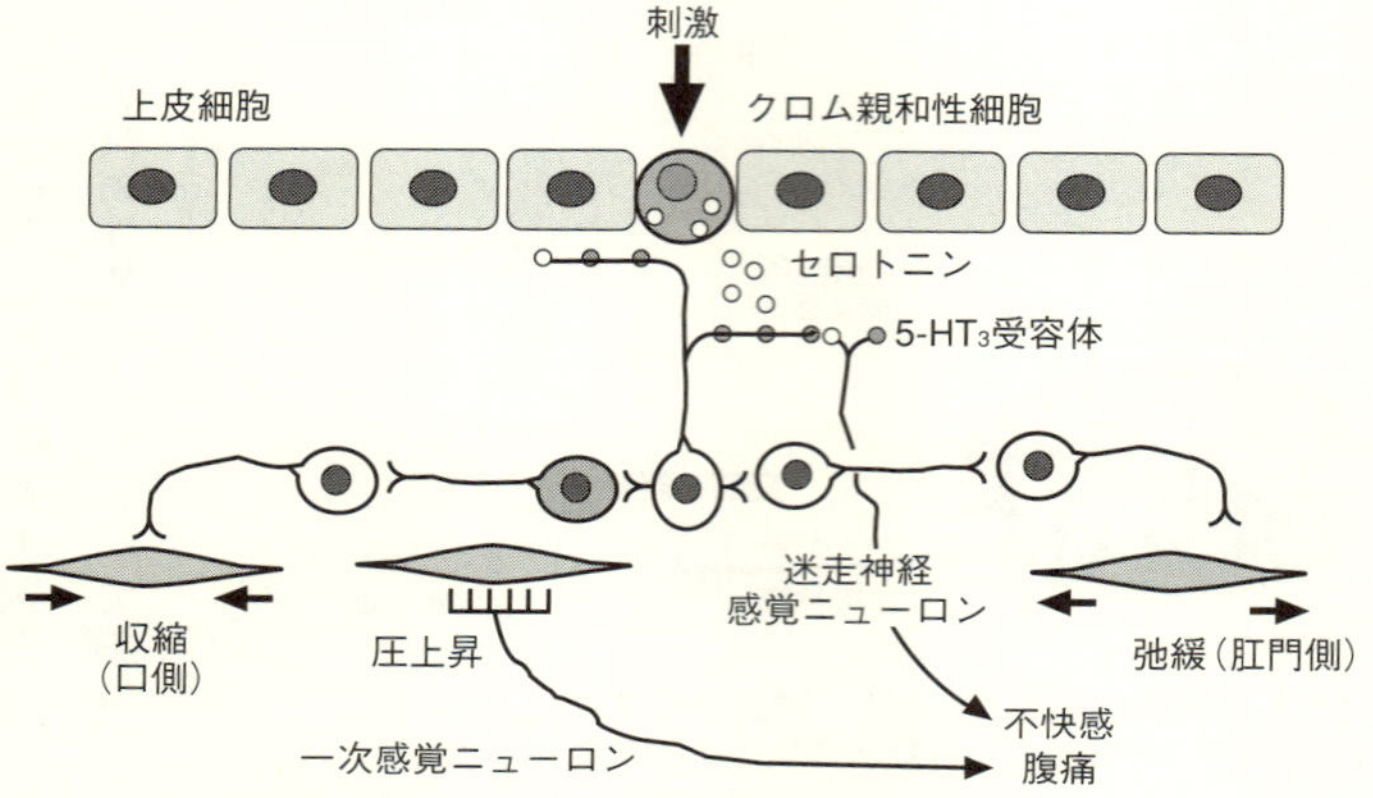

図 3-9　自律神経系の求心路（感覚神経）
腸内腔の刺激により、収縮が起こると、腸内圧は上昇し、一次感覚ニューロンが興奮する。一次感覚ニューロンは交感神経の中を走り、脊髄を上って脳に信号を伝え、腹痛を起こす。88ページの図2-12も参照のこと。粘膜をこすった刺激などにより出たセロトニンは、迷走神経の中を走る感覚ニューロンを興奮させ、一気に延髄の孤束核にまで腸内の情報を伝える。孤束核から、脳内でさらに信号処理がなされ、悪心（吐き気のこと）などの不快感が生み出される。
（文献・第2章11〜15をもとに作成）

のである。脳と腸の間には、きちんとした自律神経の回線があるので、ＩＢＳで見られた現象が、主にこの回線を介して起こると考えても不思議ではないだろう。

まず、暗算ストレスが脳の興奮を招く。これは、脳波の変化として現れる。脳の興奮は、脳から出て腸に行く遠心性線維の主に副交感神経の線維を刺激する。副交感神経の線維は、主に大腸で筋層間神経叢を刺激する。刺激を受けた筋層間神経叢の運動ニューロンはアセチルコリンを放出し、大腸運動を惹起《じゃっき》する。その現象を大腸内圧の変化として検出できた、ということになる。

下垂体分泌のホルモン

実は、もう一つの重要な経路がある。

ホルモンなどの液性の生理活性物質である。液性の生理活性物質とは、血液中に放出され、生体の機能を変容させるようなもので、内分泌腺から分泌されるものがホルモン、免疫担当細胞から放出されるものがサイトカインである。ちょっとややこしいのは、神経内分泌というもので、これは、神経の末端、シナプスから生理活性物質が放出される現象だ。シナプスから出る物質だから、神経伝達物質かといえば、厳密にはそうでない物質も含まれている。つまり神経内分泌では、ホルモンがシナプスから分泌される。

その中でも、脳腸相関にかかわるホルモンとして、著者らが研究している物質がある。副腎皮質刺激ホルモン放出ホルモン（CRH）である。これは、ストレスによって脳から放出される物質である。CRHという物質の背後にも、ノーベル賞学者のロジャー・ギルマンとアンドリュー・シャリーの非常に面白い科学物語がある。その話に入る前に、脳と下垂体の解説をしておかねばなるまい。

脳には下垂体という内分泌腺が附属してくっついている。この下垂体は非常に独特な構造をしており、前葉と後葉に分かれている。前葉は咽頭《いんとう》直前にある口窩《こうか》（これが口腔に発達する）が脳側に伸び出て特殊化した内分泌腺である。一方、後葉はそのすぐ上の視床下部が伸びてきたものであり、いわば、神経の塊だ。

後葉のホルモンの代表は抗利尿ホルモン（ADH）とオキシトシンである。抗利尿ホルモンはその名の通り、水分を体に保持する作用、オキシトシンは射乳と子宮収縮の作用を持つ。最近、オキキシトシンを鼻腔内に投与すると、他人を信頼しやすくなるという報告がなされ、動物の社会性を維持するホルモンとしての作用が注目されている。[14] 抗利尿ホルモンもオキシトシンも視床下部にある視束上核《しそくじょうかく》と、室傍核《しつぼうかく》に細胞体がある神経細胞で作られ、軸索輸送で下垂体後葉に送られてそこで分泌される。

これに対して、下垂体前葉は、視床下部を循環して動脈、毛細血管、静脈を流れた血液が、ここを介して、もう一度毛細血管、静脈を通って全身を循環するという特殊な循環系を備えた内分泌腺である。脳と下垂体を繋ぐ静脈は、特殊な静脈なので、これを下垂体門脈という。前葉から分泌されるホルモンは多い。成長ホルモン、甲状腺刺激ホルモン、卵胞刺激ホルモン、黄体形成ホルモン、プロラクチン、副腎皮質刺激ホルモン、ベータ-エンドルフィン、メラノサイト刺激ホルモンなどである。これらのホルモンは強い生理活性を持っているため、過剰になったり不足したりすると、内分泌疾患が起こることがよく知られている。たとえば、成長ホルモンを分泌する細胞が腫瘍化すると、成長ホルモンが過剰になり、巨人症や末端肥大症になる。逆に、幼少時から成長ホルモンの分泌が不足すると、下垂体性小人症になる。

ＣＲＨの発見競争

こういったホルモンを発見したり、その作用を解明したりすることは、科学者の大いなる愉悦の一つである。ギルマンとシャリーは、下垂体前葉ホルモンを調節している上位のホルモンが存在し、それは視床下部から分泌されると睨《にら》んだ。下垂体門脈に分泌された未知のホルモンが下垂体前葉の内分泌細胞を刺激して下垂体前葉ホルモンを出すのかもしれない。この二人は、最初共同研究者であったのだが、やがてその性格の違いのためか、袂《たもと》をわかち、視床下部から分泌される未知のホルモン発見のための激烈な競争に入ったのである。

最初は甲状腺刺激ホルモンを叩き出す甲状腺刺激ホルモン放出ホルモン（TRH）を発見する争いである。これはほぼ同時期に同じ結論に到達したため、引き分けとなった。次は黄体《おうたい》形成ホルモンを叩き出す黄体形成ホルモン放出ホルモン（LH－RH、ゴナドトロピン放出ホルモン、GnRH）をめぐる発見競争になったが、シャリーが勝利を収めた。その次は成長ホルモンを抑制するホルモンをめぐり、ソマトスタチンという新ホルモンを発見したギルマンが勝った。かくして二人ともノーベル賞を獲得したわけであるが、その過程で、双方ともに数十万頭もの豚と羊の脳を使ったことが知られている。シャリーの発見では、同じ研究室にいた有村章（チューレン大学教授）など日本人の共同研究者の貢献が大きかった。これは日本人として忘れてはなるまい。

このギルマンとシャリーがやり残した仕事こそ、副腎皮質刺激ホルモン（ACTH）を出す視床下部ホルモンを見つけ出すことであった。副腎皮質刺激ホルモンは下垂体前葉から放出され、副腎皮質を刺激して、コルチゾールを分泌させる。

セリエのストレス学説では、胃潰瘍、胸腺萎縮とともに副腎皮質肥大の三徴候が重視されるが、ストレス下の生体反応の中でもセリエは、特に視床下部、下垂体前葉、副腎皮質の機能的連結に注目した。これは視床下部—下垂体—副腎皮質（ＨＰＡ）軸と呼ばれるが、その中で、下垂体と副腎皮質のホルモンが長く知られていた。しかし、視床下部のホルモンがわからなかったのである。

世界中の科学者がその発見競争に入っていたのであるが、この問題に終止符を打ったのは、ギルマンの弟子のウイリー・ベールである。[15] 副腎皮質刺激ホルモン放出因子（ＣＲＦ）、遂に発見される、のニュースは世界を駆け巡った。やがて、この物質は、ほかの視床下部ホルモンと同じように、副腎皮質刺激ホルモン放出ホルモン（ＣＲＨ）と呼ばれるようになった。もっとも、ベールと彼に連なるグループは頑としてＣＲＦ以外の名称は使わない。しかし、内分泌学者を中心に、ＣＲＨと呼ぶほうが一般的であるので、ここではＣＲＨに統一して話を進める。

脳腸相関の鍵物質

ＣＲＨをたくさん含む神経細胞は視床下部の室傍核にあることがわかっている。ＣＲＨは四一個のアミノ酸が連なったペプチド・ホルモンである。その遺伝子の構造を含めさまざまな仕組みや機能が明らかにされている。ＣＲＨとその受容体を作り出す神経細胞は視床下部と下垂体のほかに全脳に存在するが、特に大脳の辺縁系に多い。その受容体は、主なものを挙げると、ＣＲＨ—Ｒ１、ＣＲＨ—Ｒ２α、ＣＲＨ—Ｒ２β、ＣＲＨ—Ｒ２γの四種類ある。

最初、ＣＲＨはその名の通り、副腎皮質刺激ホルモンの制御機能を中心に研究が進められていた。しかし、次第に、哺乳類の調和の取れたストレス応答にとって非常に重要であることがわかってき

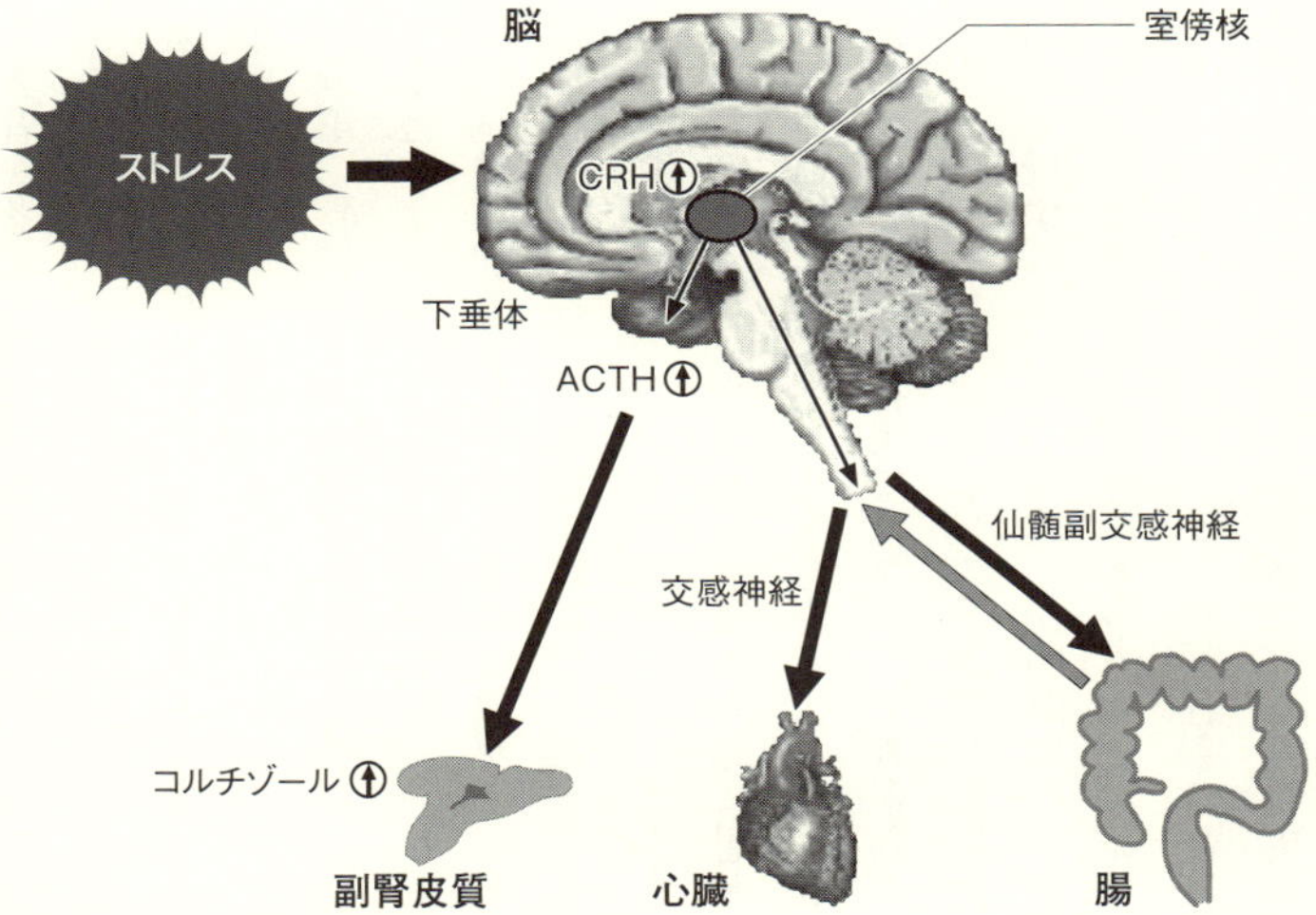

図 3-10　CRH の生理作用

たのである。室傍核でＣＲＨが増加すると、下垂体前葉の副腎皮質刺激ホルモンが放出され、副腎皮質ホルモンのコルチゾールが分泌される。それと同時に、交感神経の興奮が起こり、心拍数が増え、血圧も上がる。そして、動物の覚醒水準が上がり、興奮するのである。行動面でも、脳内でＣＲＨが増加すると、動物は不安になり、それが続くと、抑うつ的になる。

非常に面白いことに、動物の室傍核でＣＲＨを増加させると、大腸運動も亢進し、便の水分量も脱糞数も増加するのだ。その経路も、仙髄の副交感神経ニューロンが興奮するためであることが判明した（図3-10）。不思議なことであるが、ＣＲＨの大腸運動亢進作用は、末梢に投与しても同じ結果になる。すなわち、動物の脳と腸におけるＣＲＨの増加は、ヒトのＩＢＳの病態に非常に類似している。

著者が考えたのは、動物のＣＲＨの作用が中枢への投与でも末梢への投与でも類似しているのであれば、ヒトでも同じかもしれないということであった。一九九二年頃のことである。しかし、生理活性物質の作用には、種差がある。実証してみなければわからない。その頃、ＣＲＨの注射薬は市販されていなかったが、当時第二内科にいた井樋慶一（東北大学情報科学研究科）は視床下部の内分泌、特にＣＲＨの専門家であるので、ＣＲＨの注射薬の作り方を教えてもらった。

前述のように、著者らは、大腸運動・小腸運動・脳波を同時に測定していた。この検査にＣＲＨ負荷試験を加えれば、ＩＢＳの病態がより明らかになるのではないか。倫理委員会の許可を得て、ＣＲＨを健常者に投与したのは一九九三年二月二二日であった。投与して二〜三分すると、大腸に分節運動が起こっているではないか。しかも、十二指腸にもフェーズⅢ様の運動が出ている。これは凄いと思った。東北大学病院の日誌に思わずその興奮を記している。

こうして、健常者とＩＢＳ患者にこの検査を重ねていった。健常者では、ＣＲＨを一定量、静脈注射すると、十二指腸ではフェーズⅢ運動が起こり、大腸では軽度の分節運動が惹き起こされる。一方、ＩＢＳ患者に同じ量のＣＲＨを静脈注射すると、それ以上の大腸運動が起こる。これを定量的に分析すると、両者の違いが明瞭になった。さらに、ＣＲＨによって放出される副腎皮質刺激ホルモンも、ＩＢＳでは健常者の約一・五倍多い分泌を示したのである[16]（図3−11）。最近、アイルランドのティモシー・ディナンが著者らの報告の正しさを裏づけてくれた。多人数でＣＲＨ負荷試験を行い、ＩＢＳ患者が健常者よりも副腎皮質刺激ホルモン分泌が多いことを再現してくれたのであ

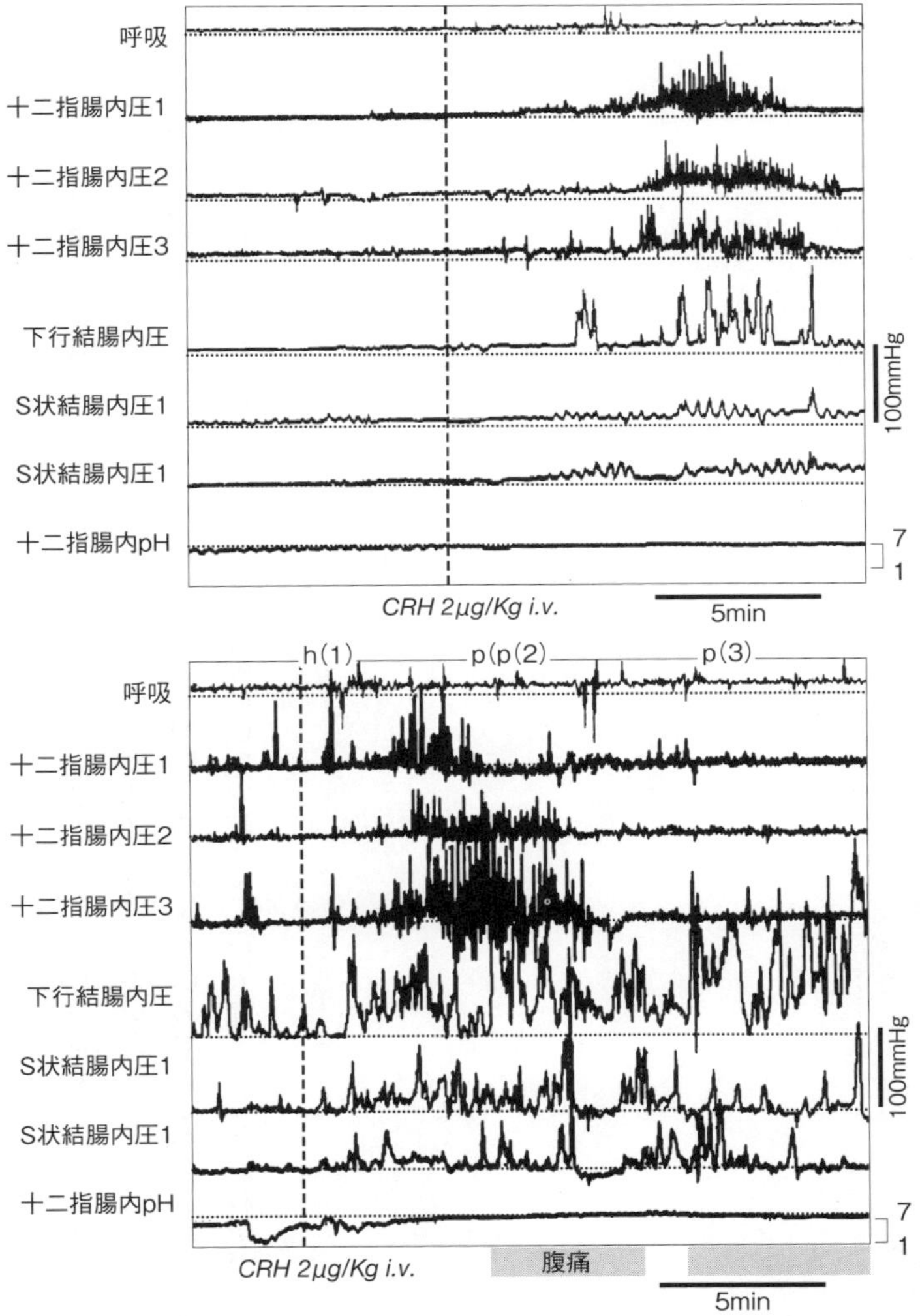

図 3-11　CRH を健常者(上)と IBS 患者(下)に投与した時の小腸・大腸運動

健常者は大腸で明らかな分節運動が生じている。一方、IBS 患者は大腸で激しい分節運動が生じており、腹痛を自覚した。(Fukudo, S., et al., *Gut 42*:845－849, 1998のデータより)

る。[17]

かくて、脳腸相関の鍵物質から、脳腸相関の主要経路をさらに精密に分析すれば、ＩＢＳという問題もきれいに解決できるのではないか？　そう考えても不思議ではないだろう。そして、さらに奥深い関連が次から次へと出てきた。ＩＢＳという問題は確かに難しいのであるが、これを解こうと努力することは、現代の医学のさまざまな分野の問題を解くことにも通じることがわかってきたのである。

第４章

「感じやすい腸」とつきあうために

先生に治せますか？

「先生に治せますか？」これは、かつて著者を受診してきたＩＢＳ患者の言葉である。この何気ない言葉に、ＩＢＳの治療のさまざまな側面が含まれている。この人は、多くの病院を受診したが、症状が続くために、転院を繰り返し、著者を受診したのである。

読者の皆さんはこの言葉をどう思うであろうか。おそらく、その人の経験や立場により、さまざまな感想を持つのではないだろうか。報道関係者の中には、医師は富裕層に属し、分不相応に儲けているという先入観を持つ人がいるようである。そんな人は、日本の医療のあり方の悪さのため、患者がたらい回しにされている、と問題提起をするかもしれない。医療関係者の読者は、初診から失礼な言辞を弄《ろう》する患者を、身を削って診療しているわれわれがなぜ腰を低くしなければならないのか、と思うであろう。あるいは、特定の分野の専門家であれば、そこで「私になら治せます」と言えないようでは専門家ではないという意見の人もいるだろう。

一方、医療機関で不快な思いをしたことがある人は、患者には権利があり、医者はサービス業なのであるから、このくらいのことを言っても当然と思うかもしれない。世間の常識にうるさい人は、医師に道徳を求めるならば、患者も礼儀正しくふるまうことは当然であり、ここにも現代日本のモラルの低下が現れている、と分析するであろう。

数多くのＩＢＳ患者の診療にあたっていると、こんな経験をすることはさほど珍しくはない。もっと言えば、医療ではどのような場面でも、医師と患者の関係が基本にある。いくら技術が進歩しても、良い医師―患者関係なくしてはより良い医療はあり得ない。医師も患者も不必要な先入観にとらわれず、良好な医師―患者関係を作りながら医療を進めていくのが重要である。

良い関係を作るには、医師の側の技術に裏打ちされた人間性が要る。この患者の場合、「先生に治せますか？」という問いには、回復を阻《はば》む無意識の心理が潜んでいる。「私になら治せます」「私には治せません」のいずれの答えも回復を阻む心理の陥穽《かんせい》に入ることになる。こんな時には、こういった言葉には反応せず、なぜ、そんなふうに思うのかを尋ねていく。現実主義に徹し、少しずつ進める。患者は苦しいので病院を訪れるのであり、回復に結びつく軌道にどのように乗せるかが鍵になる。

ＩＢＳ診断ガイドライン

すべてのＩＢＳ患者が難しい患者ではない。ＩＢＳは、だいたい、軽症が七〇％、中等症が二五％、重症が五％を占める。そして、ほぼこの順番に開業医、総合病院、専門病院を受診する。この順番で心理的異常の重症度も高まる。大学病院の心療内科で診療していると、当然、心身医学の専門性をより深く発揮するべき難しい患者が入ってくる。どの医師もあらゆる水準の患者を診療できるのが理想である。しかし、それは百年河清《かせい》を俟《ま》つたぐいと言わねばなるまい。そこで、著者らが取っている診療様式を簡便に記述した診断治療ガイドラインを厚生労働省委託研究費により作成し、公刊している(1)。このガイドラインはプライマリ・ケア医、消化器専門医、心療内科医のすべてを網羅しており、可能な限り、あらゆるＩＢＳ患者に対応できる実効あるものになっている。

このガイドラインでは、実際の臨床場面に即して次のように診断することを勧める。三ヵ月以上持続する腹痛と便通異常がある場合、警告症状・徴候と危険因子の有無を評価し、これらがあれば大腸内視鏡検査もしくは大腸造影検査を行う。

便通異常とは便秘か下痢のことであり、警告症状・徴候とは器質的疾患を示唆する症状・徴候である。具体的には発熱、関節痛、粘血便、六ヵ月以内の予期せぬ三キログラム以上の体重減少、異常な身体所見などのことだ。ノースカロライナ大学のダグラス・ドロスマンはこれらをレッドフラッグと呼んでいる。

この場合の異常な身体所見とは、腹部にしこりが触れる、腹部に振動を加えると波打つ、直腸指診で腫瘤《しゅりゅう》に触れるか血液が付着する、などが該当する。危険因子とは、五〇歳以上で発症したか受診時に五〇歳以上であること、あるいは、大腸器質的疾患の既往歴または家族歴を指す。

患者が消化管精密検査を希望する場合にも精査を行う。警告症状・徴候と危険因子がない場合でも、血液生化学検査、末梢血球数、炎症反応、尿一般検査、便潜血検査、腹部単純Ｘ線写真で器質的疾患を除外する。このほかの検査の必要性は患者により異なる。以上が陰性であれば、機能性消化管障害であると言えるだろう。そこで、さらにローマⅢ基準に基づいてＩＢＳかほかの機能性疾患かを診断する[1]（図4−1）。

本章では以下、ＩＢＳの具体的な診断の過程を、第１章で紹介したＡさんの例に即して見ていく。

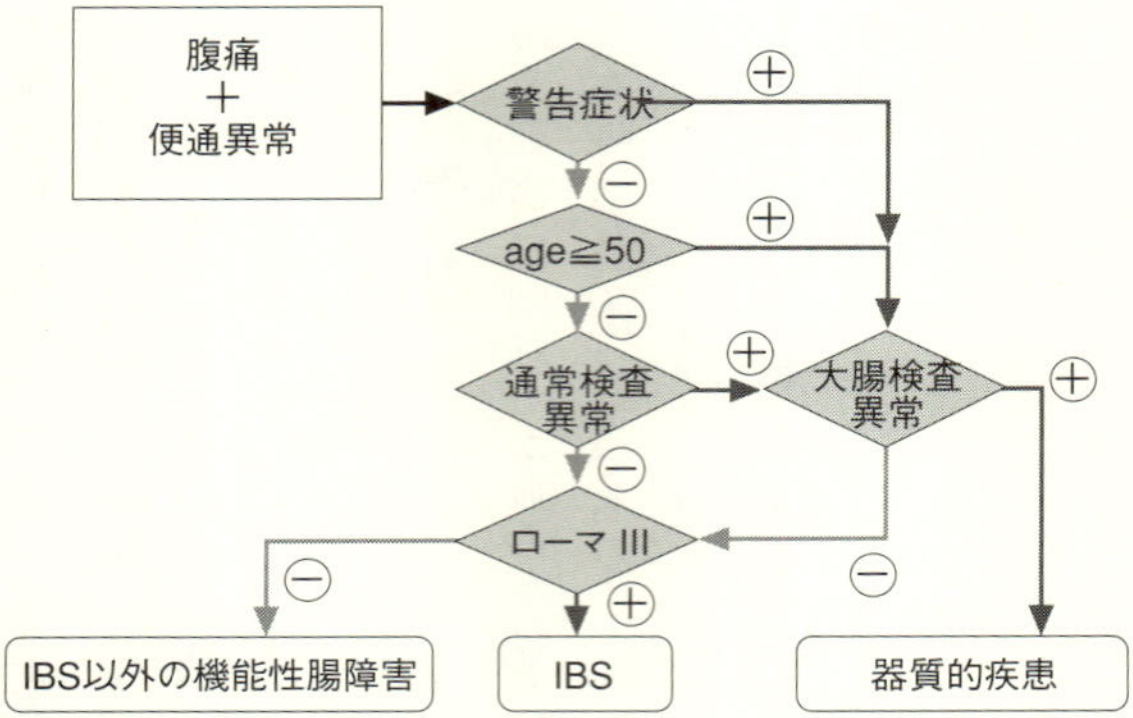

図4-1　IBS診断ガイドライン
（福土審、金澤素、本郷道夫ほか「過敏性腸症候群」、小牧元、久保千春、福土審編『心身症診断・治療ガイドライン〈2006〉』協和企画、11－40、2006年から引用）

Aさんの年齢は四一歳である。この年齢では大腸の詳しい検査は必須ではないが、かつて家族に大腸癌の人がおり、本人が大腸癌ではないかという恐れを持っていることもわかったので、大腸内視鏡検査を行った。結果は正常である。血液生化学検査、末梢血球数、炎症反応、尿一般検査、便潜血検査、腹部単純X線写真もすべて正常である。ここまでで、Aさんの腹痛と下痢は、大腸癌や炎症性腸疾患などの器質的疾患によるものではなく、機能性消化管障害によるものと考えてよさそうだと見当がつく。

ここで症状をもっと詳しく見てみよう。Aさんは、受診の六ヵ月くらい前から、出勤日は毎日のように腹痛を感じている。IBSのローマⅢ基準では、六ヵ月以前に発症し、最近三ヵ月間は一ヵ月について三日以上腹痛あるいは腹部不快感があることが前提条件だが、この条件が当てはまる。Aさんの腹痛は、いったん起こると便意が生じ、軟便（形のない崩れた便）を排泄すると腹痛は軽快する。排便回数は従来一日に一回しかなかったものが腹痛がはじまった頃から四回に増えている。これも、

ＩＢＳのローマⅢ基準の腹痛に関連する便通異常の三項目を全部満たしている。以上から、Ａさんは紛《まぎ》れもないＩＢＳであると言える。

ストレスを言語化する

診断がついたら、治療はどうするのか。ＩＢＳ患者の大部分は、第一段階では開業医を受診し、診断されることが多い。最初に重要なのは、適切な医師―患者関係を作ることである。ＩＢＳの病態生理を患者が理解できる言葉で十分に説明し、納得してもらわなければならない。

この時、「気のせいだ」「神経ですね」「ストレスから来るものだ」という説明はしない。こう書くと、本書がここまでＩＢＳとストレスの関係を強調してきたことと矛盾するのではないかと疑問に思う人がいるかもしれない。「ストレス」をどういう意味で使うかが重要なのである。「ストレスから来るものだ」という説明は、しばしば、「気のせいだ」「神経ですね」と同じ意味に受け取られる。あるいは、「ストレッサーによって引き起こされている（心理的）症状だ」と解釈されてしまうこともあるが、この解釈では、ストレッサーがストレスに変化してゆく生理学的あるいは病理学的過程がすっぽり抜け落ちてしまっている。ストレッサーとは刺激、ストレスは生体の変化である。ストレスとは、心理学的な意味を本来は含まない。もともとは工学の言葉が生理学と病理学に導入され、概念化された用語である。それが、いつの間にか、「いやなこと」を意味するようになったわけだ。

実際に、ＩＢＳ患者に最近気になる出来事が何かありましたか、と聞くと、思い当たらない、という人がしばしばいる。ところが、いろいろ話をしていくと、これでは体調が悪くなっても当然と考えられるようなストレッサーに遭遇していたり、抱えている場合が多い。むしろ、「いやー、いろいろあって大変なんですよ。実は……」と話し出したら、その患者の回復は早いことが多い。自分の情動を言葉で表現できるようになったからである。長くなったが、患者にストレスとはどんなものかを理解してもらっていないと「ストレスから来るものだ」という説明も誤解を招くだけだ。

ここまでの診療をＡさんに当てはめてみよう。Ａさんは誇り高い女性である。症状の増悪因子としてのストレッサーに話が及ぶと、不機嫌な顔になり、「職場が忙しくて大変で」とだけ言い、あとはあまり話したがらなかったことも、頷《うなず》ける。人間は自分を心理的に守ろうとする防衛機制を持っているものだ。

著者も医師になりたての頃は、理路整然と問診ができ、短時間に必要な項目にイエスかノーで答えてくれ、心理療法も手順通りに受容してくれる素直な患者が好きで、防衛機制が強い患者は問題があると思っていた。しかし、いろいろと苦い経験と印象的な経験を経て、考えを改めた。いくら医療機関を頼って受診したとしても、初対面の医師に何でも話せるとは限らない。Ａさんの知性は申し分がないし、性格にも別段偏った面があるわけでもない。そのような患者の場合、患者の内面に最初からどんどん入り込んでいく診療よりも、ソクラテスのように、患者が自らストレッサーに気づき、ストレスを言語化することを手伝う産婆役に徹したほうが良い。

大腸の検査結果を説明する時には、「何の異常もない」とも言わない。大腸検査で異常がない、というのは、「通常の臨床検査では」という意味である。通常の臨床検査はもう数十年も前の医学で開発された方法で生体を調べているものであり、機能を検査しているわけでも、細かい分子・物質動態を精査したわけでもない。医学は進歩し続けている。今日わからなかった異常が明日にはわかるかもしれない。われわれ医師が今利用している検査法はあくまでも不完全で一面的なものであるという認識が必要だ。むしろ、器質的疾患が否定されることは、患者にとっては良い情報であるはずである。それを良い情報として伝え、症状の原因が腸の機能異常によることを伝え、特に理解力の高い患者には脳腸相関の異常によることを告げている。

食生活の改善

以上が十分になされたら、食事と生活習慣を改善してもらう。加工度が高く、食物繊維に乏しい食事は、便秘の要因となるばかりでなく、腸の運動を亢進させる。したがって、IBSの症状を悪化させる。これに対して、食物繊維を豊富に含む食事は消化管運動の亢進を抑え、症状を和らげるので、一定の評価を受けている。また、唐辛子などの香辛料には辛味成分のカプサイシンという物質が含まれている。カプサイシンを多く含む強い香辛料は、腸の粘膜側への化学的刺激となり、知覚閾値が低いIBSの腸には好ましくない。

大量のアルコールは、しばしば胃炎を起こす。また、膵液の分泌を促すので、腸に水を大量に送ることになり、朝の悪心・嘔吐や下痢を悪化させる。ある特定の食品を摂ると、腹痛や下痢が起こるようならば、食物アレルギーが隠れていることがある。その場合は試しにその食品を控えてもらう。

食事の内容以上に食習慣を含むライフ・スタイルは重要である。コーヒーの飲み過ぎはカフェインの過剰摂取になり、睡眠をさまたげる。煙草は多くの有害成分を含み、ニコチンは自律神経のシナプスにある受容体を刺激する。夜食、食事量の不均衡、睡眠不足、心理社会的ストレスはすべてIBSの症状の危険因子である。食事時刻、三食の食事量のバランス、睡眠・休養・運動の取り方を把握し、IBSの増悪因子と考えられるものがあれば改善してもらうのが治療の基本である。

Aさんの生活様式は、心身ともに不調であるのに、深夜まで仕事をし、カフェインの摂取量が多い。そこで、カフェイン摂取は中止し、仕事量を減らし、睡眠時間を十分に取って、生活を規則正しくすることをまずはアドバイスしたのである。

IBSは小学生や中学生にも多く、不登校の最初のきっかけとなることも稀ではない。IBSで著者を受診する小学生や中学生は、朝食を摂ると症状が起こるので、朝食を抜く生活様式になってしまっていることが多い。そのため、夕食の比重が高くなりがちで、即席ラーメンなどで夜食を摂りながら夜遅くまで勉強したりゲームで遊んでいることもある。総体的に夜型の生活様式になっているのである。これを転換するには、親子ともども日常の生活様式を見直すのが良い。起床時刻を早くして、朝に慌《あわ》ただしく出かけるのではなく、朝食をしっかり摂り、便意が起こればゆっくり排便できる時間的余裕を作ることが必要である。その代わり、夕食の比重を軽くし、就寝時刻も早起きする分、早く寝る必要がある。

付言すると、加工度が高い即席食品には多くの添加物が含まれている。着色剤、保存剤、防腐剤などの化学物質はたとえ発癌性はなくとも、体調への影響が皆無であると証明されているわけではない。可能な限り、農薬と抗生物質を含まない新鮮な原材料を薄味に調理して摂ることが推奨される。あまり神経質になる必要はないが、さりとて、自分が何を摂取しているかについて全く無頓着であることも問題である。その一方で、美食を追い求めるかと思えば、味の濃い安価な菓子類を摂る。また、食の安全に無頓着であるかと思えば、「健康に良い」食品が報道されるとその食品が市場から消えてしまう。こういった、無秩序な食のあり方には距離を置くべきであろう。

子どもたちの排便ストレス

小学生のＩＢＳの患者と話していると、皆一様に、困っていることがある。日本の小学校では自由に排便できない、と嘆くのである。休み時間に排便したことがわかると、仲間に馬鹿にされ、汚いと嫌われ、いじめの対象になる、だからとても排便などできないし、じっと我慢する、というのだ。大人は、そんな不合理な、と思うだろうが、子どもの世界には独自の掟《おきて》というものがあるわけだ。誤った衛生観念と排泄物を極端に穢《けが》れたものとする妙な思想が子どもの世界に蔓延《まんえん》しているということであろう。

子どもたちはＩＢＳの症状で苦しむほかに、自分自身で症状を和らげる途を断たれ、仲間の評判というストレスに晒《さら》され、まさに三重苦の状態にいる。子どもたちの自主性に任せてもこの問題は解決しないだろう。養護教諭など、健康に関する正しい知識を持った教諭が、子どもたちに、排泄はきわめて重要な人間の行動の一部であり、笑ったり馬鹿にしたりするようなことではない、学校では自由に排便して良い、ということを繰り返し教える必要がある。ついでに、歯の磨き方、目の洗い方、耳掃除の仕方、鼻のかみ方、手の洗い方、咳《せき》やくしゃみを他人に向けてしない工夫、いつマスクをすべきか、怪我の処置方法、火傷《やけど》の応急措置、食生活の重要性、睡眠の取り方、酒・煙草・薬物の害、くじけない心の持ち方、異性を尊重すること……以上の基本知識を保護者、教諭、それに校医が協力して、小学校の時から子どもたちにしっかり教えてはどうだろうか。

腸内環境を調整する薬物

次に薬物療法に移ろう。ＩＢＳの薬物療法の考え方は、ガイドラインでは、第一段階では腸だけに効く治療を行い、第二段階と第三段階で脳に作用する薬物を用いるようにしている。腸だけに効く薬は、副作用が少なく、長期間服用できるものを選んである。

第一段階から見ていこう[1]（図４-２）。ポリカルボフィルを代表とする高分子重合体（高分子の有機化合物）は、強力な吸水作用を持っており、その分子構造の中に水の分子を捕まえる。そのため、ポリカルボフィルを飲むと、食物繊維（高分子のセルロース）を摂取した場合のような効果が出てくる。こうして、便の物理的性質が調整されるので、不思議に思われるかもしれないが、便秘にも下痢にも有効である。膨張性下剤に分類されているカルボキシメチルセルロースも類似の作用を持つ。

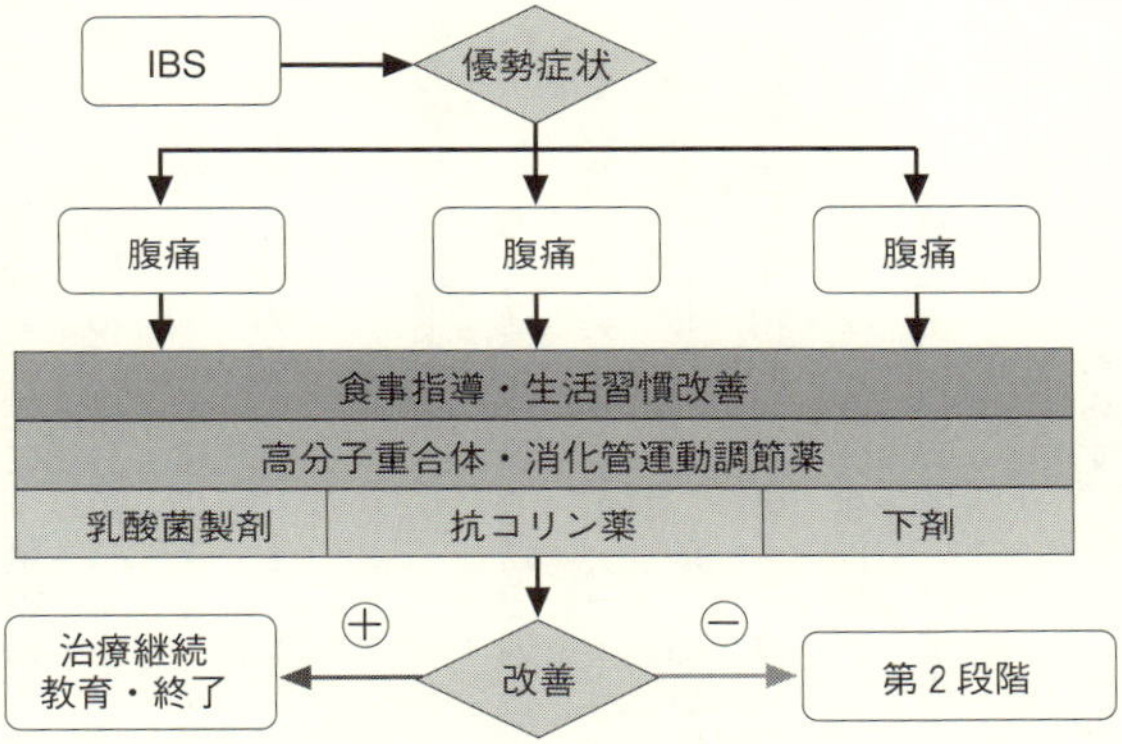

図 4-2　IBS 治療ガイドライン・第1段階
（福土審、金澤素、本郷道夫ほか「過敏性腸症候群」、小牧元、久保千春、福土審編『心身症診断・治療ガイドライン〈2006〉』協和企画、11－40、2006 年より引用）

高分子重合体は分解されず、吸収もされない。人体の内側に入らず、内腔にとどまるので副作用もほとんどない。ただし、ポリカルボフィル・カルシウムといい、分子構造の中にカルシウムがある。このカルシウムが胃酸の作用で分子構造から外れると、水を吸って腸の中でふくらむ仕組みである。このため、高カルシウム血症や腎結石《じんけつせき》などの、血中カルシウムが高くなってはいけない病気には使えない。また、腸内でふくらむので、腸に狭窄《きょうさく》がある人にも駄目である。

今、世界の注目を集めているのはプロバイオティクスである。わかりやすく言えば、乳酸菌などの有益な腸内細菌だ。危険な副作用があるわけではないので、こういったもので症状が良くなればそれに越したことはない。主に下痢型のＩＢＳに乳酸菌製剤を用いることが多いが、便秘型のＩＢＳの場合にも結構いける。糖分解による乳酸で腸内を酸性にし、消化液の腐敗やガス発生を抑制することで病態の改善を図るものである。アイルランドの研究者たちがしっかりした臨床試験で有効性を証明し、粘膜免疫の調整作用も示して以降、注目度が俄然、高まっている(2)。

腸の機能を調整する薬物

ＩＢＳの亢進した腸運動を調整するには大きく分けて二つの方法がある。

その第一は臭化ブチルスコポラミン（商品名ブスコパン）に代表される抗コリン薬である。腹痛で病院を受診した時に、最もお目にかかる率が高い薬であろう。これは、ＩＢＳの消化管運動亢進状態を主に平滑筋表面のムスカリン受容体を遮断することによって改善させるものである。腸の筋層間神経叢の主要な興奮性神経伝達物質はアセチルコリンである。その中間の伝達物質と修飾物質は数々あれども、最終的にはアセチルコリンがムスカリン受容体に結合し、平滑筋細胞を収縮させる。

それにもかかわらず、ＩＢＳに対する抗コリン薬の効果は限定的である。その理由は、この種の薬剤が腸のほかでも作用を発揮してしまうことが多いためだ。そのため、口渇、視力障害、排尿困難などの、抗コリン作用による消化管以外への副作用を多かれ少なかれ有するものが多く、使用に際して注意を要する。特に、ある種の緑内障、前立腺肥大、重篤な心疾患、麻痺性イレウス（腸の運動低下による腸閉塞）を悪化させるので、これらの患者には禁忌（投与してはいけないということ）である。

抗コリン薬はごくありふれた薬なので、これらの診断がすでについている場合には、医療従事者に積極的にあらかじめ告げることが自分の身を守る知恵である。なお、これに限らず、既往症や合併症の情報はできるだけ早く医療従事者に提供するのが望ましい。

その第二は、ＩＢＳの亢進した腸運動をムスカリン受容体を遮断する以外の方法で改善させる方法である。代表的な薬剤は末梢オピオイド受容体刺激薬のトリメブチンだ。腸の筋層間神経叢にオピオイド受容体がある。オピオイドとは、モルヒネなどの阿片アルカロイドの総称である。毒にも薬にもなるというのはこのことで、モルヒネが効くのはオピオイド受容体に作用するためである。ただし、モルヒネの場合には中枢に効くが、同じオピオイドでも、トリメブチンは中枢には全く効かないので毒になる心配はない。

トリメブチンを使うと、筋層間神経叢にある神経細胞からのアセチルコリン放出が抑制されるなどの結果、大腸の運動亢進が抑えられる。常用量のトリメブチンによる大腸運動の抑制効果は運動が亢進している症例で顕著で、運動亢進のない症例では抑制効果に乏しい。すでに述べたように、ＩＢＳ患者では経過中に便秘が優勢な時期と下痢が優勢な時期が交代する症例が多く、便通の型を問わずに使用できるトリメブチンの利点は多い。抗コリン剤に見られる副作用がないので、より安全である。高用量で肝機能異常をきたすことはあるが。下痢型のＩＢＳに対しては末梢オピオイド受容体刺激薬で止痢作用の強いロペラミドが有用である。ただし、強固な便秘をきたす場合があり、うまい使い方をしなければならない。

Aさんの場合、二回目の受診時には、最初は腸の薬だけにしようということになった。そこで、高分子重合体と消化管運動調節薬を処方したのであるが、うまくいけば、軽度ならば不安障害や身体化なども改善することがある。心理面での異常を伴えば、必ず最初から抗うつ薬と抗不安薬を処方しなければならないというわけではない。

腸だけに効く新薬の最新情報を述べよう。セロトニンはIBSの病態に関与すると見られている。このため、下痢型IBSに対してセロトニン5—HT3受容体拮抗薬が有効である。この受容体の作用を弱めると、消化管運動が静まり、内臓知覚過敏も改善するからだ。米国ではアロセトロンが使われ、わが国でもラモセトロンが開発中である。これに対して、便秘型IBSにはセロトニン5—HT4受容体刺激薬が有望である。わが国では、IBSには健康保険適応はないが、慢性胃炎(その実は機能性消化管障害の仲間の機能性ディスペプシアだが)があれば、5—HT4刺激薬モサプリドが使える。米国では限定的にテガセロッドが使用されている。また、胃や十二指腸などの上部消化管では、コリンエステラーゼ阻害作用とドーパミンD2受容体遮断作用により消化管機能を調整する薬のイトプリドが使える。

米国では、上野隆司博士が作ったベンチャー製薬会社が非常にユニークな薬であるルビプロストンの開発に成功した。これは、腸の上皮細胞に効いて、その塩素チャンネルを活性化し、粘液分泌を高め、便を滑りやすくさせて、便秘を改善するものである。

患者団体が薬物を復活させる

ここに興味深い話がある。新薬は既存の薬物が不満足なので作られる。しかし、使用開始初期に開発中にはわからなかった副作用が顕在化することがある。米国では、テガセロッドに虚血性心疾患の副作用があることがわかり、FDA(アメリカ食品医薬品局)が使用を一時期中止させた。また、これより前に、アロセトロン発売後、副作用として虚血性腸炎が報告され、発売元は自主的に販売を中止した。ところが、アメリカには国際機能性消化管障害財団(IFFGD)という、IBSをはじめとするこの種の疾患の強力な患者団体がある。この患者団体がアロセトロン撤退に待ったをかけたのである。

その財団長が傑物のナンシー・ノートンだ。IBSをはじめとする機能性消化管障害の克服にかける彼女の情熱には凄いものがある。夫と二人でIFFGDを作り、畏友ダグラス・ドロスマンの全面協力を得て、瞬く間にこれを軌道に乗せた。IFFGDは二年に一度、ノートンの地元ミルウォーキーに世界中の研究者と医療従事者を集め、国際機能性消化管障害シンポジウム(ISFGD)を開催している。著者もこれまで三回、その世界の研究者の中の一人に選んでもらっている。

ノートンは、IBS患者の要望を受け、単身アメリカ上院に乗り込む。そこで、アロセトロンを必要とするIBS患者の存在を説き、上院議員たちを動かし、専門家の限定使用ではあるものの、見事にアロセトロンを復活させたのである。彼女の行動は、医療の今後の方向性を示している。医療のあり方は政府、製薬会社、医療機関だけではなく、その疾患に最も苦しむ患者も参加して決めるということだ。しかも、専門家の正しい情報を患者団体がきちんと分析し、ある程度の危険性のある治療も辞さない勇気と治療の選択肢を残したわけだ。医療が医師と患者の相互協力で進歩するということの見本のような話である。日本の社会もアメリカに学ぶとすれば、医師と患者がいがみあう訴訟の多さなどではなく、ナンシー・ノートンの精神こそを学ぶべきであろう。

下剤使用に異議あり

下剤はありふれた薬である。しかも、正しく使われないことが多い薬の代表例のように思われる。大腸の専門家が集まると、だいたい、世の中の下剤の使い方をもっとうまくできないかという話になる。下剤で症状をさらに悪くして、どうしようもないので大腸の専門家を受診する、という患者が後を絶たない。専門家の問題意識は共通しており、槍玉《やりだま》に挙げられるのが、大腸刺激性下剤の長期漫然服用である。特にセンノシドという薬の使い方が悪い。

センノシドは、センナや大黄（ダイオウ）の薬効成分だが、センノシドは有効性が高い薬なので、著者もよく処方する。ただし、大腸造影などの検査の前処置の時だけだ。日常の治療薬としては、使い方が難しい。連用すると、センノシドなしには排便ができなくなり、用量が増え、いわゆる下剤乱用状態になりやすい。腹痛などの症状も悪化することが稀でない。長期に漫然と使っていると、大腸粘膜が黒く変色する。

動物実験では、長期投与でも何も起こらないという報告があるが、大腸の筋層間神経叢の萎縮《いしゅく》をもたらすという報告もある。ヒトへの長期投与による筋層間神経叢の変化に関する決着はついていない。もともと筋層間神経叢に萎縮があって便秘になった患者の組織を見ているのか、センノシドの神経毒性によって筋層間神経叢が萎縮してしまった結果なのか区別しがたいのである。

著者はセンノシドを乱用している患者の大腸運動を測定してきたが、この人たちの大腸運動には、IBSとは一味異なる異常な運動パターンが見られることが多い。苦心惨憺《さんたん》して、センノシドからやっと脱却すると、大腸運動も正常化する。この経験から、疑わしきは避けるのが最も賢明であると考えている。

そもそも、センナやダイオウは、漢方の古典でも、長期に使わないように釘を刺されている生薬なのである。二一世紀のわれわれが、大腸運動を実測してわかったこれらの副作用に、早くも古人が気づいて警鐘を鳴らしていたのは驚くべきことだ。短期的には良くとも、長期的に見ると問題が生じる治療を漫然と続けるべきではない。東北大学医学部の学生には、次のように教育している。深く考えもせず、「咳が出たら咳止め、熱が出たら熱さまし、便秘になったら下剤、下痢になったら下痢止め」、というのは最低の医療である。必ず「この人はなぜ、その症状を示すのか」をしっかり考えてから、患者の病態生理に沿った治療をせよ、と。

それでは、IBSの場合、比較的に害が少ない下剤とはどのようなものか。適量の酸化マグネシウムは、投与してもほとんど吸収されず、内腔に水分を引きつける。そのため、便の水分量が増え、排便が促される。ただし、血中マグネシウム濃度には時々注意する。マグネシウムイオンの吸収性は低いが、ゼロではないので、血中マグネシウム濃度が高い人は服用できない。また、水溶のピコスルファートは腸内細菌の分解を受け、活性体になり、大腸の筋層間神経叢を刺激して排便を促す。滴下して有効量を決め、排便がついたら滴下量をだんだん減らすようにすると、自己制御感も得られて非常に良い。刺激性下剤だが、センノシドに比較すると作用は穏和であり、長期に使っても大きな問題はない。

腸の次は脳――抗うつ薬と抗不安薬

ＩＢＳに対して、腸に対する治療で症状が改善すれば、それに越したことはない。しかし、一定割合で、それだけでは改善しない場合がある。その場合には、脳に作用点を持つ治療を行う。これが治療ガイドラインの第二段階である[1]（図4–3）。

ＩＢＳにはうつあるいは不安障害が高率に合併し、病態を悪くする。このため、ＩＢＳに対する抗うつ薬の使用が欧米で盛んである。うつの症状が見られるＩＢＳの患者には、抗うつ薬がよく効くことが期待できる。また、不安障害の中でもパニック障害があれば、抗うつ薬が奏効する。しかし、はっきりしたうつの合併がなくとも有効な場合がある。その第一の理由は、ＩＢＳでは、はっきりしたうつの合併がなくとも、神経内分泌反応や脳内神経伝達パターンがうつに類似していること。第二の理由は、ＩＢＳが内臓知覚過敏の病態を持つのに対して、抗うつ薬が知覚閾値を上昇させ、腹痛を和らげる作用を有することである。

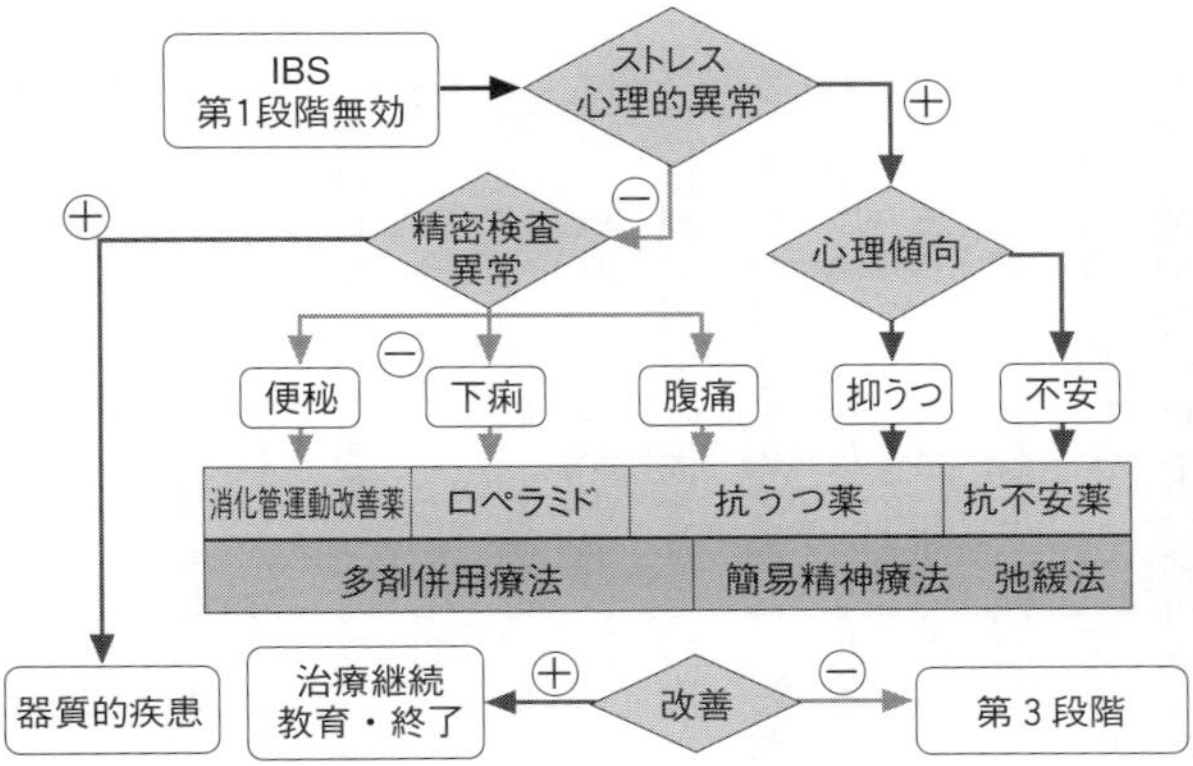

図 4-3　IBS 治療ガイドライン・第 2 段階
（福土審、金澤素、本郷道夫ほか「過敏性腸症候群」、小牧元、久保千春、福土審編『心身症診断・治療ガイドライン〈2006〉』協和企画、11－40、2006 年より引用）

抗うつ薬と言ってもいろいろな種類がある。まず、もっとも古い薬の三環系抗うつ薬は、脳内セロトニンとノルアドレナリンのシナプスでの再取り込みを阻害する。これはどういうことかと言えば、セロトニンもノルアドレナリンもわれわれ人間の気分に大きく影響している。中でも、脳の辺縁系《へんえんけい》にある神経細胞のセロトニンとノルアドレナリンの作用が大きい。心理社会的ストレスがもたらされると、シナプス小胞からセロトニンとノルアドレナリンが大量に放出される。「気を遣えば物も使う」ということだ。シナプス小胞に含まれるセロトニンとノルアドレナリンは有限であり、使えばなくなってしまう。枯渇《こかつ》してしまうのである。

人体は良くできており、その枯渇を防ぐ機構がトランスポーターという膜蛋白《まくたんぱく》である。セロトニンにはセロトニン・トランスポーター、ノルアドレナリン・トランスポーターが働いて、シナプス間隙に放出された神経伝達物質を再度、上流の神経細胞に取り込んで、再利用する。もったいないからまた使うわけだ。しかし、心理社会的ストレスが非常に大きかったり、回復の暇もなく繰り返しストレスがもたらされると、神経伝達物質は消費され、神経伝達物質を受けて次の神経細胞に信号を伝える受容体の感度も鈍り、全体として情報が伝わりにくくなると考えられている。(3) こうして、うつが生じてくるのである。

三環系抗うつ薬は、このセロトニンとノルアドレナリンの両方のトランスポーターの作用をさまたげる。再取り込みが阻害されてしまうではないかと思われるかもしれないが、実は阻害することで、神経細胞同士の接ぎ目であるシナプスの間のセロトニンやノルアドレナリンが増えてくる。これが、シナプス後膜の表面にあるセロトニンとノルアドレナリンの受容体の感度を回復させ、うつの気分が次第に改善してくると考えられている。

三環系抗うつ薬は良い薬であるが、欠点がある。口渇や便秘などの副作用が強いことである。しかも、誤って多く飲むと心臓の電気伝導を悪くする。このため、大いに注意が必要だ。

四環系抗うつ薬は上記の三環系の副作用を和らげるために開発された。その試みがもっと成功したのが、選択的セロトニン再取り込み阻害薬（ＳＳＲＩ）である。これは、セロトニン再取り込みを阻害する作用の選択性が強く、いわば、作用点が純な薬だ。ＳＳＲＩには抗うつ作用だけでなく、抗不安作用がある。このＳＳＲＩにノルアドレナリンの再取り込みを阻害する作用も加えたものが、セロトニン・ノルアドレナリン再取り込み阻害薬（SNRI）である。

Aさんは、三回目の診察で、IBSがだいぶ改善してきた、と喜んだ。しかし、パニック障害がいつ起こるのか、という不安を訴え、早く改善するのであれば、抗うつ薬を服用しても構わないとのことだった。そこで、抗うつ薬の仕組みと作用を説明し、話し合った結果、SSRIを処方したのである。

IBSの病態にはストレスと不安が高率に関与する。この不安によるストレス反応の増大を、減弱させる目的で使用されるのが抗不安薬だが、その多くは、ベンゾジアゼピン系の抗不安薬である。脳の辺縁系を中心に、ベンゾジアゼピンが作用する点がある。それは、神経細胞表面のガンマアミノ酪酸《らくさん》A（GABA$_A$）受容体・ベンゾジアゼピン結合部位という蛋白だが、この蛋白にベンゾジアゼピンが結合すると、塩素イオンチャンネルが開く。すると、負の電荷を持つ塩素イオンが神経細胞の中に増える。負の電荷が増えるので、神経細胞は興奮しにくくなる。なぜならば、神経細胞が興奮する時には、神経細胞の膜電位が正に大きく振れる必要があるからだ。こうして、神経細胞の病的な興奮による不安を抑制する。

抗不安薬は眠気や注意力低下を惹起するので、服用する時は、あらかじめ副作用を理解して運転や危険な作業を避けなければならない。また、できるならば、あまり長期間にわたって依存しないようにするのが賢明である。これらのベンゾジアゼピンとは作用が全く異なり、抗不安作用がより穏和なセロトニン1A受容体刺激薬もよく使われる。

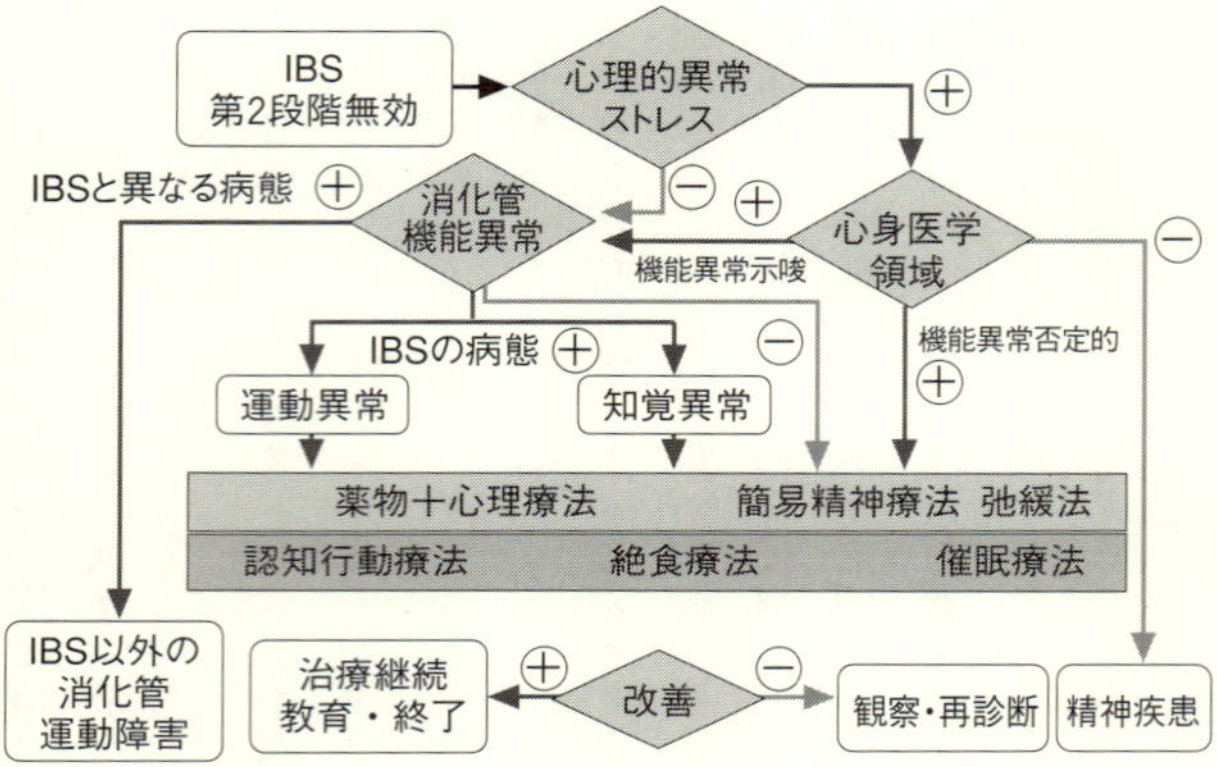

図 4-4　IBS 治療ガイドライン・第 3 段階
（福土審、金澤素、本郷道夫ほか「過敏性腸症候群」、小牧元、久保千春、福土審編『心身症診断・治療ガイドライン〈2006〉』協和企画、11－40、2006 年より引用）

脳に対する治療——心理療法

薬物が無効ならば、打つ手はない、というのが普通だが、心身医学ではそうではない。治療ガイドラインの第三段階では、そういう難問を扱う(1)（図4-4）。

症状に心理的異常が影響している場合、心身医学領域か否かを判断する。幻覚・妄想・人格障害がある場合は精神科に紹介する。心身医学領域ならば、簡易精神療法、自律訓練法、交流分析、絶食療法、認知行動療法、催眠療法のような、心理療法を行う。これで改善すれば、治療継続あるいは終了とし、改善がなければ経過観察あるいは診断を再考する。心理療法の効果を示す論文への批判的吟味もなされており、最近の研究では根拠水準が上昇している。

心療内科で行う心理療法には手順がある。発散→弛緩→認知変容→行動変容という順番だ。最初から性急に行動を変容させようとするのではなく、情動を言葉にする「発散」の過程がまず重要で

ある。これにはいろいろな報告があるのだが、ジョシュア・スミスのものがよく知られている。(4)

スミスの報告の対象は気管支喘息《ぜんそく》と関節リウマチの患者である。これらの患者群をともに二群に分けた。一方の群は筆記で自己開示をした患者たち、他方の群は自己開示をしない患者たちである。自己開示というのは、心理学者ジェームズ・ペネベーカーが提唱した、自分の過去の体験を言葉にすることで、心理的な健康感が高まるという理論である。結果は、心理的な健康感だけでなく、気管支喘息は呼吸器機能、関節リウマチは関節痛などの病勢が自己開示四ヵ月後にはいずれも改善していたというのである。この成績がアメリカ心身医学会で発表された時には大きな評判になったものである。

「弛緩」はいわゆるリラクセーションである。弛緩で重要なのは、観念的に落ち着こうと努力するのではなく、まず身体の筋緊張を取ることである。随意に制御可能な骨格筋緊張を変えることで、脳への知覚信号を変化させ、不安を鎮《しず》める。すなわち、身体から心理に働きかけるのである。「認知変容」と「行動変容」は認知行動療法というパッケージで提供されることが多い（第5章参照）。患者特有のストレスの受け止め方、そこから自然に湧いてくる陰性の感情に結びついた認知（自動思考）を分析し、これを変化させ、行動が適応方向に変化したら評価する、という手順の心理療法である。

絶食療法の効果

ＩＢＳに対する専門的な心理療法の効果はどうだろうか。東北大学には絶食療法の伝統と実績がある(5)。絶食療法とは、文字通り食を絶つことによって起こる心身の変化を利用する、心理療法の一種である。医療行為やセルフケアの一貫として絶食状態にすることは世界各国で行われているが、ＩＢＳに対する治療として絶食療法を施行しているのは著者の知る限り、日本だけである。したがって、ＩＢＳに対する治療としては日本発の独創的な方法であると言える。そのため、より客観的なデータをこれまで以上にわが国から発信する必要があるだろう。

絶食療法を内科系の心身症に広く施行して開発したのは東北大学の鈴木仁一であった。健康保険が認可されている東北大学方式の絶食療法は、入院の上、医療スタッフの十分な観察のもとに行われる。通常は絶食開始二〜三日前から個室に入室し、心身の安定を図る。絶食療法の期間は全部で一五日間で、絶食期と復食期の二つの時期に分けられる。最初の絶食期は一〇日間、次の復食期は五日間だ。絶食期に患者に経口摂取させるのは水分のみで、牛乳や清涼飲料水などのカロリーを含む飲料は禁止する。ただ、絶食期には三%アミノ酸加五%五炭糖液五〇〇ミリリットル（一六〇キロカロリー）程度の輸液製剤を一日一回、二〜三時間かけて末梢静脈より点滴する。この輸液により、肝障害や腎障害を起こりにくくするとともに、絶食による患者の苦痛も和らげる。

二〜三日すると、空腹感とともに腹痛などのさまざまな症状が強く現れる。この症状は絶食開始後五〜六日まで続く。ところが、七〜八日経つと徐々に腹痛は軽くなり、八〜一〇日にかけて爽快な気分が現れる。意識変容状態と呼ばれる著しい気分の好転が現れることも多い。この時期は、たとえ意識変容状態が現れなくとも、多くの場合、心理療法を素直に受け入れ、感謝の念などの陽性の感情が自然に湧き出てくる精神状態になる。

重要なのは、絶食療法中の医師による心理療法である。患者本人の意志がなければ成立しない治療法であるので、医師は患者の自発的な取り組みに敬意を払い、症状や内省に共感的理解を示しながらも、完遂に導いてゆく。

復食期には食物摂取を開始し、漸増《ぜんぞう》してゆく。二〇〇〜三〇〇キロカロリーの低カロリー食からはじめ、五日間で常食の約半分の熱量である一一〇〇キロカロリーを摂る。この時期には、絶食期の終盤に引き続く陽性の感情に加えて、食物への感謝、生きていることへの実感が多くの患者で感じられる。絶食期に軽減した症状は、復食期も持続するか、万一再燃したとしても多くの場合、耐えられる程度に変化している。

絶食療法後の食事は二〇〇〇〜二二〇〇キロカロリーあるいはそれに準じた通常の食事に戻す。絶食療法直後に急激な食物摂取を行うと、消化管、循環、代謝系に対する過重な負荷となり、悪影響が出る可能性があるので、厳重に控えさせる。絶食療法後は行動の制限をなくすが、通常三〜五キログラム体重が減少するので運動も徐々に行うようにする。

なぜ絶食療法でＩＢＳが改善するのか

人間が絶食状態に入ると、炭水化物、蛋白質、脂肪を中心とする栄養素の供給が絶たれてしまう。この中で、蛋白質と脂肪は骨格筋と皮下・内臓脂肪に十分な蓄積があるため、組織から動員され、生体内で消費される。他方、生体内の炭水化物で生命の維持に不可欠なのはグルコースだが、その貯蔵分は、肝臓の中の多糖体であるグリコーゲンであり、絶食二〇時間以内に消費されてしまう。このため、アミノ酸から血糖を合成する糖新生が活発になり、血糖レベルが維持されるのだ。

生体内で最も血糖レベルに敏感なのは脳である。脳は、食物が豊富に摂取されている時にはグルコースのみを消費しているが、絶食状態に入り、グリコーゲンを消費し尽くすと脂肪を消費しはじめる。ただし、脂肪そのものを消費するのではなく、脂肪の代謝産物のケトン体を利用するわけだ。ケトン体は香りを持つ物質であり、絶食療法中は尿中に大量に排出されるため、絶食療法中の患者の尿はケトン臭を放つ。絶食が二四時間以上に及ぶと、脳はエネルギー消費の約五〇％をケトン体に依存するようになる。

この脳内代謝の変化によって脳内神経伝達物質の変化が生じると考えられている。絶食療法中の脳波を分析した東北大学の山本晴義により、絶食療法によって、精神集中と精神安定の脳波であるアルファ波が増え、不安や精神緊張の脳波であるベータ波が減ることがわかった[5]。このような代謝による脳機能の変化に加え、自律神経機能、腸を中心とする末梢臓器機能の変化が、絶食療法による心理的変化と症状の改善に寄与するというわけだ[6]。薬物療法が無効なＩＢＳ患者に対する絶食療

法の効果は、絶食療法施行群と対照群との比較試験で認められている。(7)

医師もまた疲弊――医療環境の不合理

ＩＢＳにこのような心理療法を行う施設は限られている。実は、ここに日本の医療の問題点の一つがある。心理療法を行うには、専門知識を持つスタッフと時間的余裕、経済的裏づけが必要である。ところが、日本では、医療の時間的余裕も経済的裏づけも急速に悪化しているのだ。それとは裏腹に患者側は、人間的な配慮や場合によっては専門的な心理療法を求める時代になってきた。しかし、志がある良心的な医療機関でも、心理療法は結局は採算に合わないのでやらない、ということになってしまう。開業した東北大心療内科ＯＢも、きちんと患者の話を聞いてしっかりした心理療法を行う診療をしても採算は合わないと言う。さらりと慢性疾患指導を型通りやり、ただ薬を処方するほうが割に合うという現代日本の医療制度に、心ある医療関係者は大きな憤懣《ふんまん》を抱いているというのが実情だ。

余談ながら、日本の中堅勤務医の置かれた状況は酷《ひど》すぎる。責任は重く、従来は民事訴訟の脅威があったが、最近は刑事責任も追及されかねない。前述した説明と同意（インフォームド・コンセント）重視の医療にしても、当然ながら診療時間がかかる。三分診療では説明も同意もきわめて難しい。「それじゃ、こういうことにしましょう」「はあ……」「お大事に。じゃ、次の方」と、ならざるを得ない。現行の医療制度では、診療時間をかけた丁寧な医療は経済的に見合わない。患者は意外に思うであろうが、診療時間をかけ、丁寧で無駄のない医療は医師の善意と経済的犠牲がなければ成り立たない仕組みになってしまっているのだ。

勤務医の過重労働は長い間、当然のこととみなされてきた。徹夜当直の翌日も叩き起こされて終日働かざるを得ない勤務医が今なお大多数である。しかも、日本の勤務医は、国際的に見れば、全く裕福ではない。収入は米国の同業者の五分の二以下である。患者側には、医療に本質的に内在する不確実性を認めず、治って当然、治らなければ医師の責任、とみなす風潮が蔓延してきた。このため、士気も落ちてきている。

一方、若手医師には、医療の本質は患者を治し、癒《いや》すことにあるということは認めても、個人生活を優先する人もいる。その結果、公的病院で夜遅くまで居残るのは、義理と人情に厚く、医師としての使命感を持った中堅勤務医ということになる。こうして、情熱をもって理想を追い求める真面目な医師ほど疲弊し、不本意なまま、公的病院を辞めていく。努力がきちんと報われる正しい医療環境にしないと、わが国の未来も危ういものがある。

Aさんへの心理療法

Aさんへの心理療法を見てみよう。前述したように、三回目の診察で彼女は、パニック障害がまた起こるのではないかという不安を口にした。Aさんは防衛機制が強かったので、不安という情動を自ら言葉で表現したのは良い徴候である。そこで、もっと根源にある心理葛藤を言語化する契機となる働きかけを行ったのである。

Aさんは情動とともに、心理葛藤を言語化することができた（五五ページ参照）。しかし、これだけでは、情動という暴れ馬を制御することはできない。そこで、音楽や環境音などを用いた弛緩を勧めることが多い。弛緩をもっと進めたほうがよい時には自律訓練法を指導する。この際に、抗うつ薬や抗不安薬が弛緩を深めるにも重要な役割を演じる。

Aさんは、パニック障害という不安障害を持つが、もともと対人関係が悪いわけではないことが、職場のストレスの聴取でわかっている。しかも、知性に優れている。人を見て法を説けのことわざ通りで、このような場合は、認知変容のヒントを医師—患者で討議する。Aさんの場合は、職場の中にすでに存在するストレスへいかに対抗するかを医師と患者で探る。そして、彼女が日常生活で実際に行った行動を医師は第三者の立場で評価し、本人にフィードバックするのである。この過程を繰り返して診療を進めていくだけでも十分な改善が期待できる。

ここまでで、治療が発散→弛緩→認知変容→行動変容の手順に沿って進んでいることがわかるだろう。しかも、認知変容と行動変容は必ずしも独立して進行するわけではなく、行動の結果と評価が認知を変えていくことがわかる。

重症の患者にはもっと専門的な心理療法が必要だが、Aさんは軽症に近い中等症なので、このような簡易精神療法で改善するのである。心療内科では、全患者に絶食療法が必要なわけではない。簡易な技法で改善するのであれば、それはそれで良いと考えるのである。いずれにせよ、心理療法には手間ひまがかかる。そして、たしかに保険点数にもデータにも論文にもなりにくい。だが、このような視点がない医療と、心理療法を包含した医療のどちらを国民は望むだろうか。

ＩＢＳという病気では、患者自身が病気の成り立ちをよく理解し、医師と協力して治療を進めることが大切である。「医者がなんとかしてくれるだろう」「病気を治すのは医者の責任」という姿勢ではうまくゆかない。自らの生活や体調をコントロールする方法を医師と一緒に考え、患者自身が実践していくことが重要なのだ。

第５章

内臓感覚が情動を生み出す

末梢は脳に支配されているのか

「悲しいから泣くのではない。泣くから悲しいのだ」と言ったのは、ハーバード大学のウィリアム・ジェームズ（William James）である。(1) 生理学的反応は情動体験より先に起こるという説だ。ジェームズの指導を直接受けた学生のウォルター・キャノンはこの理論に反旗を翻《ひるがえ》し、脳がストレスを感じ情動が生じた時に、消化管機能が劇的に変わる現象を見出した。まるで、理想の天上を指差す師のプラトンと現実の地上に掌を向ける弟子のアリストテレスのようである。そして、情動の形成を考える時は、今でも、この師と弟子の論争は、形を変えて続いているのである。

ジェームズのように、生理学的反応すなわち末梢臓器の機能とその知覚面を重視する考えをジェームズ・ランゲ説という。カール・ランゲはジェームズの後に出て、この説を支持した学者である。これに対して、キャノンのように、情動は脳に由来するという中枢重視の考えをキャノン・ワルド説という。ジョージ・ワルドはキャノンの弟子である。(2)

情動は脳の中の現象ではないか、だから、「悲しいから泣くのではない。泣くから悲しいのだ」とはナンセンスである、というのが、一般的かつ直感的な理解であろう。悲しいという情動が脳の中で起こる。それが末梢に伝達されて、変化が生じる。前の時代のジェームズの負け、新しい時代のキャノンの勝ち、と考えるのが普通である。脳はさまざまな臓器に命令を出しており、会社でいえば社長にあたる。脳が悲しみを自覚し、泣けという命令を涙腺《るいせん》に伝達するので泣く。脳が嫌な感じを自覚し、動けという命令を大腸に伝達するので大腸が動く。もちろん、かつての医学の教科書にも「脳が腸を支配している」と書いてあった。しかし、科学とは、このような常識を超越して進む。だから面白いのである。

行動医学の範疇

ここで、「バロスタット」という検査法に再登場してもらおう。前に書いたように、この検査法が開発されたことによって、腸の感覚が物理的かつ定量的に、わかるようになった。かつては、知覚、感覚、感情、情動は個々人の内在的なものであるから、定量化して計測することはできないとされていた。心理学でもそうである。自覚的なものは信用できない。一番信用できるのは客観的に測定できる行動である。このように言われてきた。しかしバロスタットの登場によって状況が変わってきた。

そこで、内臓感覚を実測してわかったことがらを紹介する前に、われわれ人間の心理、情動、行動の関係が、医学ではどのように捉えられてきたのかを著者の体験から述べよう。それから、それらの議論から、どういう経緯で内臓感覚などというものが浮かび上がってきたのかを説明しよう。

著者の専攻分野は行動医学であり、診療は心療内科を兼担している。日本にはこの名前の部局が少ないので、読者も耳慣れないであろう。米国では各大学医学部に必ずと言ってよいほどある部局であり、医師免許を取るための必修科目になっている。東北大学にはつねに新領域を開拓しようとする姿勢があり、前任教授の山内祐一がいち早くこの教室を設置した。山内は心療内科領域の行動療法の草分けである。

行動の中でもわかりやすいのは食行動であろう。肥満、糖尿病、摂食障害など、食行動の制御が鍵になる疾病は数多い。しかし行動医学の対象になるのは食行動だけではない。睡眠、排泄、嗜癖《しへき》、依存などの行動、ストレス対処行動を含めたストレスの研究全般、疼痛関連行動を含めた疼痛研究、常同的行動パターンの繰り返しによる疾病など、多くの行動を研究している。実は、行動とはもっと幅広い概念であり、神経の作用のほとんどが行動であると言ってもよいほどである。

著者は心療内科から米国の行動医学の研究室に留学したのであるが、学会に出て、循環器、消化器、内分泌などの疾患の研究が非常に多いのに驚いた。そのため、思わず、行動医学の大御所のベルナード・エンゲルに、「これも行動医学なのか?」と聞いたものだ。エンゲル曰《いわ》く、「これが行動医学である。心拍増加、血圧上昇、血糖上昇、胃液分泌、消化管運動、すべて行動である。君が測定しているものこそが行動だよ」。このように、行動医学は生理学に非常に近い学問と言ってよいだろう。

精神分析 vs. 行動療法

ここに、米国らしい一コマ漫画がある。部屋の奥にひげを生やして眼鏡をかけた立派な医師がいて、患者に心理療法を施しているようだ。一方、手前にはベルを持ち、犬を連れ、やはりひげを生やして眼鏡をかけた立派な医師がおり、見ると、犬をけしかけて猫を攻撃させている。説明にこのように書いてある。「心理学の学生は知る由もない。パブロフは最初の実験で、ベルを鳴らして犬をけしかけ、フロイトの猫を攻撃したのである」。つまり、心理療法（実は精神分析）をしている奥の人物がジークムント・フロイト、手前の犬を連れた人物がイワン・パブロフなのである。フロイトは精神分析の過程で、猫の例えを出したことで知られており、一方、パブロフは犬を使った条件反射の実験で有名である。すなわちこの漫画は、精神分析家と行動主義者の仲が悪いことをからかったものなのだ。作者はギャリー・ラーソンで、米国の大学の実験室に行くと、この漫画家の一コマ漫画がよく貼ってあったものだ。

フロイトとパブロフの時代から、精神分析を扱う者と行動を扱う者は伝統的に不仲である。米国でもそうであり、心理学に限定しても、精神分析派と行動派は相容れない。前述した、自覚的なものを信用せず、客観的に測定できる行動を主に取り上げてきたのは、もっと正確に言えば、行動派の心理学者である。

その考え方の違いが顕著に現れるのは医療現場である。ある治療法が理論的に考え出されたとしよう。その治療法が、ある患者に著しく奏功し、その人が劇的に改善したとする。精神分析派の心理学では、その回復過程そのものが興味深いわけだが、しかし、医療では、それだけでは困るのである。数百人、少なくとも数十人の同じ病名の患者にある治療法を実行し、どのぐらいの割合でその治療法が奏功するのか、治療法によって不都合なことが起こらないか、これらの証拠が必要である。それだけではない。その治療法をした群としない群を比較し、した群の改善率がしない群の改善率に勝ることが、治療法の定着には必要なのである。

あなたが患者で、以下の二つの説明を受けたとしよう。

「Aという治療法は有名な学者が考えた治療法で、効く人には非常に効く。しかし、あなたに効くかどうかは、やってみないとわからない。ほかの人に効くかどうかは問題ではなく、あなたに効くかどうかだけが問題である。たとえ、病気そのものに効かなかったとしても、この治療法を受けたことで、あなたの人生が豊かになれば、それで良いのではないか。なお、Aは時間もかかる費用も人によって違う」

「Bという治療法は、あなたと同じ病名の患者一〇〇人に行い、八五人が改善した。重大な副作用はなかった。一方、あなたと同じ病名の患者一〇〇人に治療Bを行わずにいたところ、改善したのは五人しかいなかった。Bの治療が偶然に勝った確率は〇・〇一%未満であって、統計学的にもBの治療が良いことが証明されている。標準的なBの治療の時間はこの程度、かかる費用もこの程度である」

あなたはどちらの治療法を選ぶだろうか。おわかりだろうが、治療法Aは精神分析の考え方、治療法Bは行動療法の考え方である。それぞれ一長一短はあるが、日本の医療の趨勢《すうせい》は最近、Bの考え方に傾いており、また米国では、Bの考え方がすでに非常に強くなっている。それは自分を患者の立場に置いてみれば自明であろう。いつまで時間がかかり、金銭的にもどうなるかがわからないAよりも、はっきりした確率で有効であると言える治療法のBのほうが好まれるのである。もちろん、Ｂに冷たさを感じ、Ａに人間的な温かみを感じる人もいるだろう。それを一方的に否定するものではない。

行動療法から情動を含む認知行動療法へ

さて、そうなってくると、行動療法の改善率が問題になってくる。例示した八五％の改善率というのは凄い治療法だ。普通は人数を多くすると、この割合は降下する。実は、行動療法単独では、改善率が思ったようには上がらなかったのである。さらに、行動療法単独では再発の割合が高いこともわかってきた。行動だけを取り上げる治療には限界があったのである。

そこで、行動療法に何を加えれば心理状態や行動を変化させることができるかが検討され、認知心理学の成果を取り入れた行動療法、すなわち認知行動療法が開発されたわけである。人が行動を起こす前には心理的な動きがあるはずだ。その心理的な動きをもっと詳しく分解して、まずは、心理社会的刺激（ストレッサー）に対応して、どのような認知がなされているかを明らかにする。社会に適応できない心理状態や行動の源にはその人独特の認知、思考方法がある。これを自動思考と呼ぶが、その独特の思考方法が同定できたら、それを別の適応可能な思考に変化させるのである。これが前章で述べた認知変容だ。認知変容を通して、行動を適応方向に変化（行動変容）させられたら、それが強化されるような刺激（報酬）を加える。ざっと言えば、このような治療方法だ。

こうして、さまざまな疾患で認知行動療法の有効性が証明され、現在に至っている。少なくとも米国の医療現場では、この認知行動療法が最も代表的な心理療法の地位を占めており、米国の行動医学の人びとによって医療で実践されている。

さて、ここまで来ても、この章のテーマである情動までなかなかたどりつけない。読者も苛立ったかもしれない。しかし、これが科学が歩んだ道である。運動、行動、思考、認知、言語などが脳科学の中でも早くから拓《ひら》けた先進分野だが、これに対して、知覚はその次、さらに情動は科学からだいぶ敬遠されてきた主題である。

さすがに認知行動療法では情動をその体系に入れている。しかし、その位置が問題である。刺激→認知（思考）→情動→行動の順で処理がなされると理論づけられているのだ。刺激→認知（思考）→行動という順序そのものには同意できる。しかし、著者から見ると、認知（思考）の次に情動という部分がどうにも引っかかる。思考によって情動を制御できることには同意するが、最近の脳科学をふまえると、生理的には刺激→情動→認知（思考）→行動でなければ辻褄《つじつま》があわない。無論、認知（思考）の性質によって、うつや不安などの陰性の情動が繰り返し生じたりもするので、もっと詳しく言えば、刺激→情動→認知（思考）→情動→行動という連鎖で考えたほうがよい。このように、情動は下等なものという二級の扱いを受けてきたのではなかろうか。

内臓感覚とともに活性化する辺縁系

ここで、登場するのがＩＢＳである。ＩＢＳ患者を一番苦しめているものは何か。それこそ自覚的な症状の内臓感覚である。そして、それ以上に、それが嫌な感じであるという情動である。ＩＢＳでは、腹痛や便意などの内臓感覚が起き、それが嫌な感じであるという陰性の情動が患者にとっての第一の問題である。行動の一種でもある腸の運動も無論重要ではあるが、内臓感覚には及ばない。内臓感覚を測るための技術が発達したのは、この最も重要な問題を解決するためである。

バロスタットは第3章で述べた通り、風船（バロスタット・バッグ）を腸に入れてふくらませ、これに圧力を加える機器であり、かつ検査法である。その過程で、消化管壁の微細な運動も分析できるが、それ以上に、被験者がどの程度の圧力で腹痛を感じるのかという内臓感覚を客観的に測定できる。実際に直腸に風船を入れてふくらませると、健常者はかなりの刺激で初めて腹痛を感じるのに対し、ＩＢＳ患者では少しの圧力を入れただけで腹痛を感じてしまう。単に個人の「気のせい」の問題ではなく、内臓知覚過敏であることが証明されたわけである。

このバロスタットを使って消化管に刺激を与えた時の、脳の反応がどうなっているのかが、脳の機能画像検査によって簡単に取り出せるようになった。著者らは、ポジトロン・エミッション・トモグラフィー（ＰＥＴ、ポジトロン断層法）を使っている。これは薬理学の谷内一彦、サイクロトロンＲＩセンターの伊藤正敏との共同研究であり、著者の教室の濱口豊太が分析した。[3] この研究により、興味深いことがわかってきた。

腸を刺激すると、視床および情動の座である辺縁系が一番活性化するが、特に前帯状回、前頭前野、島皮質《とうひしつ》の活性化が顕著である（図5－1）。しかも、ＩＢＳ患者が消化管に刺激を受けた時には、これら以外の別の部分も反応する。健常者は、消化管に刺激を受けた時、辺縁系に達する信号を無害化するような、あるいは辺縁系が症状を感じないように制御する機構が働いているようである。面白いことに、辺縁系の活性化の程度が腹痛・不快感・不安と相関するのである。

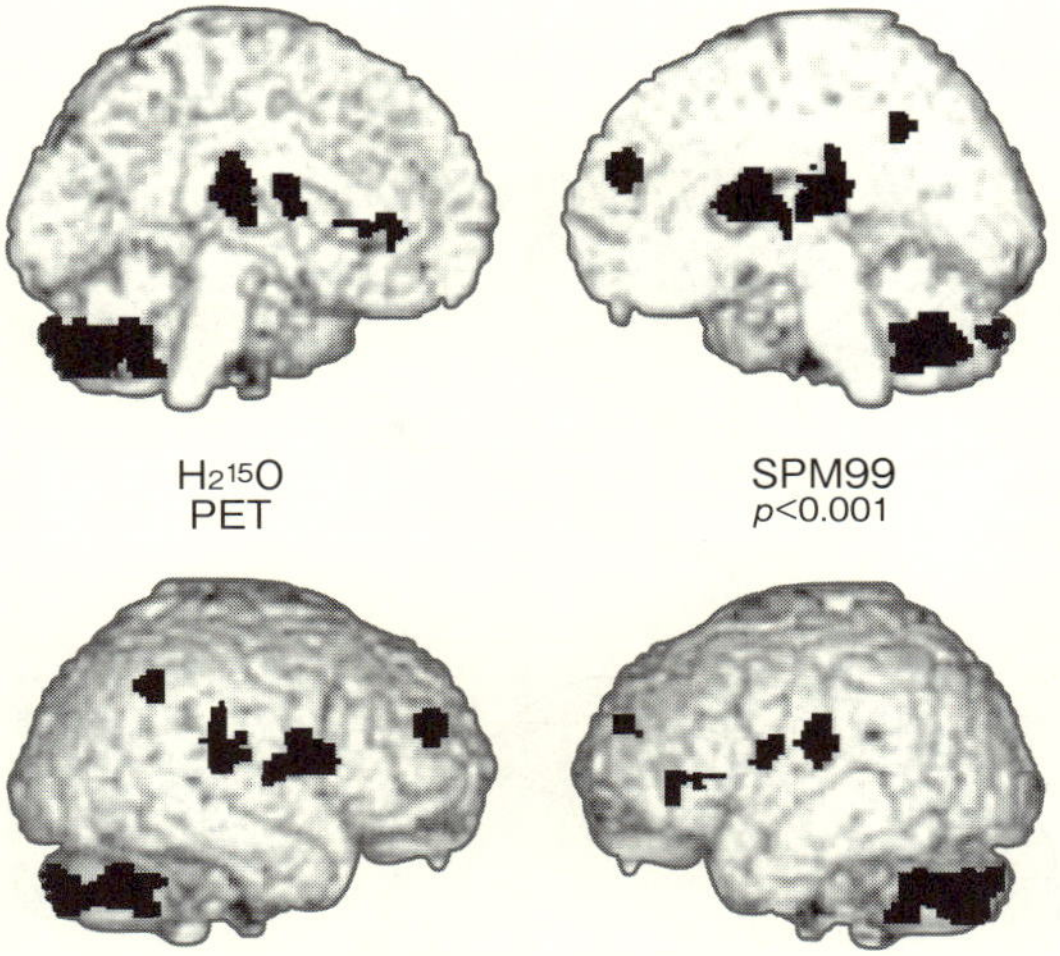

図 5–1　内臓感覚の脳画像
下行結腸をバロスタットで刺激した時の PET による脳血流の増加部位。（Hamaguchi, T., et al., *Neurogastroenterology and Motility 16*：299 − 309, 2004 の原図をもとにイラスト化）

辺縁系とはどこにあるか

辺縁系とは、人間の脳の中の奥まったところにある大脳皮質であり、その中でも古い層に属している。情動とともに、味覚、嗅覚や記憶などにもかかわってくる部分だ。活性化される場所は前帯状回や前頭前野という情動の座であり、疼痛や不快感を意味づけたり、あるいは過去の体験と照合したりする脳の座に関係している[2]（図5−2）。左右の大脳半球を繋ぐ脳梁《のうりょう》を切り離し、脳をその内側から見ると、辺縁系は脳室を取り巻くように存在する。これに対して、大脳の外側の

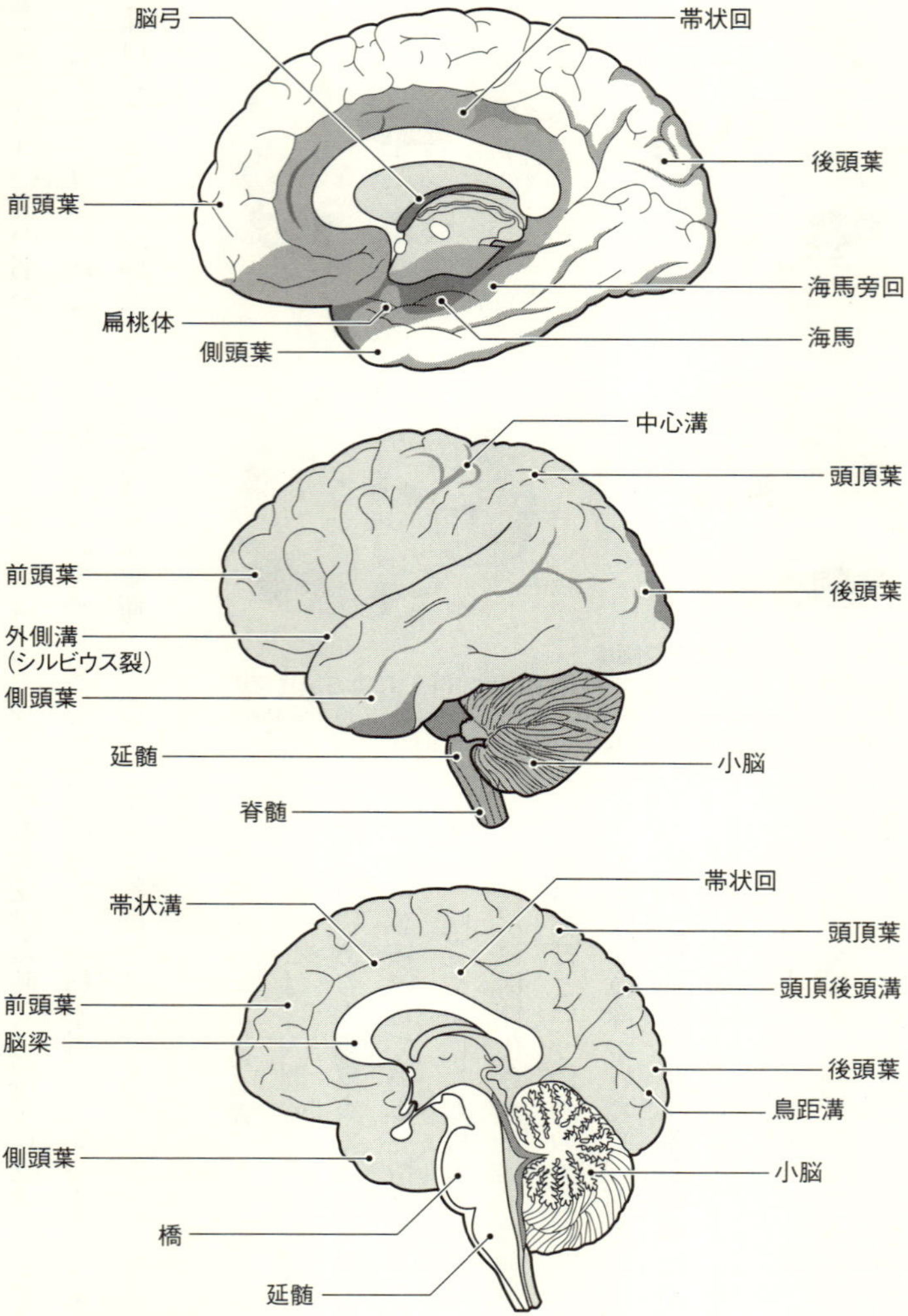

図 5-2　脳の解剖学的名称
(Kandel, E.R., Schwartz, J.H. and Jessel, T.M.：*Principles of Neural Science*. 4th ed., McGraw-Hill, New York, 2000 より引用)

皮質は新しい層に属している。新皮質は、前頭葉、側頭葉、頭頂葉、後頭葉に分かれている。

大脳を外側から見ると、はっきりした二つの溝《みぞ》がある。一つは中心溝《ちゅうしんこう》で、前頭葉と頭頂葉の境目になっている。もう一つは外側溝《がいそくこう》で、普通はシルビウス裂《れつ》と呼ばれている。シルビウス裂は側頭葉を前頭葉と頭頂葉から分ける境目である。このほかにも大脳皮質には溝が多く、溝と溝に挟まれてふっくらした脳実質を脳回と呼び、それぞれ固有の名前がついている。たとえば、前帯状回は脳梁に隣り合わせでこれをぐるりと取り囲む皮質である。これをもっと細かくしたのがブロードマンの脳地図（図5－3）であり、約五〇の領野が命名されている。

これらの大脳皮質は、場所によってその分担する機能が違っている。よく知られているのは、中心溝のすぐ前方にある中心前回（ブロードマンの4野）である。これは、運動を起こす部分で、一次運動野と呼ばれている。一方、中心溝のすぐ後方にある中心後回（ブロードマンの3、1、2野）は、体性感覚を感じる部分で、一次体性知覚野と呼ばれている。また、後頭葉の内側面の鳥距溝《ちょうきょこう》周囲から後部外側面にかけてのブロードマンの17野は、一次視覚野である。シルビウス裂のすぐ下の側頭葉にあるブロードマンの41、42野は、一次聴覚野である。これらの局所脳の機能は非常にはっきりしている。

これら、機能が明らかになっている皮質以外の大脳皮質は連合野と呼ばれているが、脳科学の進歩で、この連合野の機能が、少しずつ判明してきている。連合野にも役割が比較的専門分化したユニモーダル連合野と、多機能を果たしているマルチモーダル連合野がある。

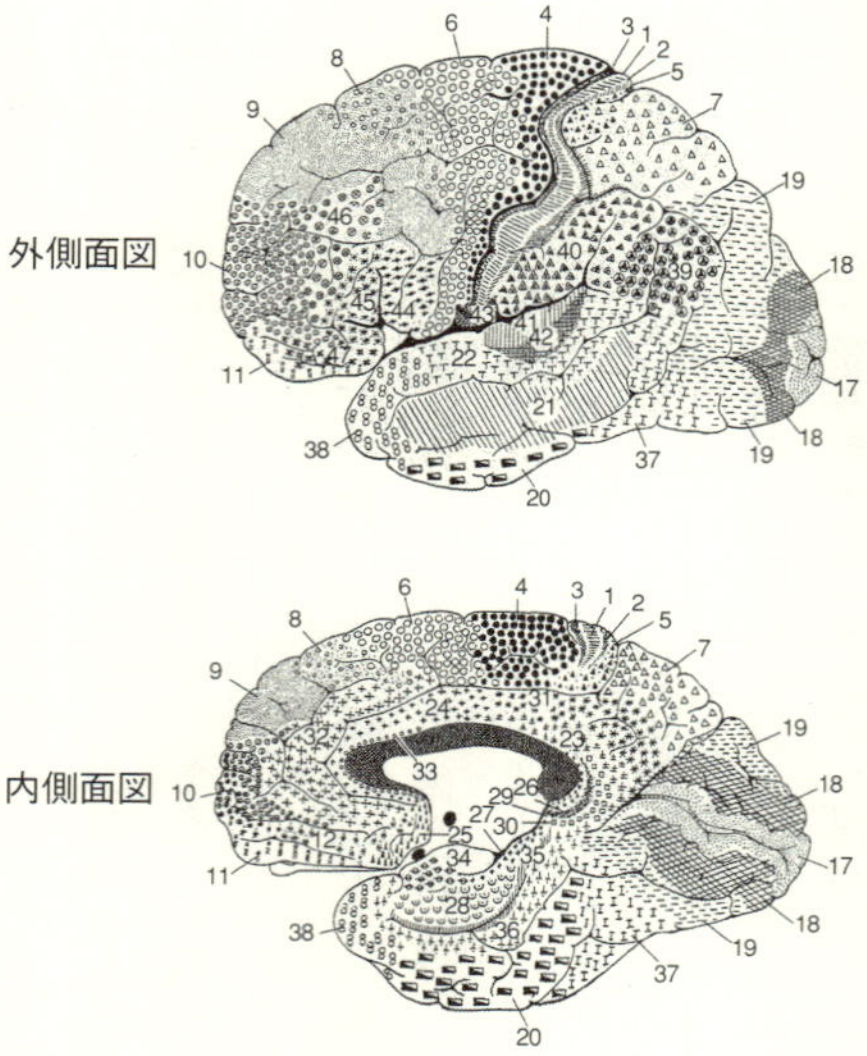

図 5-3　ブロードマンの脳地図
(Kandel, E.R., Schwartz, J.H. and Jessel, T.M.: *Principles of Neural Science*. 4th ed., McGraw-Hill, New York, 2000 より引用)

ユニモーダル連合野とは、運動や知覚など単一の神経機能を司《つかさど》る連合野である。好例は、一次運動野のその少し前に隣接した前頭葉にある、運動前野、補足運動野、前補足運動野、帯状《たいじょう》皮質《ひしつ》運動野だ。これらは高次運動野と呼ばれ、東北大学名誉教授の丹治順によって、運動を行おうとする意図、選択、企画、構成に関与することが明らかにされた[4]。運動前野のさらに前には前頭眼野、発見者のブローカにちなみブローカ野と呼ばれる運動性の言語野がある。また、一次体性知覚野、一次視覚野、一次聴覚野には、それぞれ体性知覚、視覚、聴覚の連合野が隣接している。これらは、それぞれの知覚を司る部分である。聴覚連合野の後部は、発見者のカール・ウェルニッケにちなみウェルニッケ野と呼ばれる感覚性の言語野である。

マルチモーダル連合野は、少なくとも二つ以上の神経機能を司る連合野である。この連合野の中で、人間の神経機能にきわめて重要と考えられているのが三ヵ所ある。頭頂連合野、辺縁系、前頭前野である。おおまかに言って、頭頂連合野は多数の知覚の統合、辺縁系は情動と記憶、前頭前野はこれらの連合野からの情報をさらに統合して、周囲の状況の把握、自分自身の現状、自分自身の情動、意欲、運動の企画などを行っているものと考えられている[2]。

内臓感覚から情動へ

情動は、一般的には、個体に外界からの刺激が加わった時に生じる現象であると考えられている。恋人を見た時の喜び、敵の声を聞いた時の怒り、兄につねられた時の哀しみ、温泉にゆったり浸かった時の安楽。これらを分解すれば、すべて、刺激→感覚器官→脳→情動という連鎖が生じている。したがって、脳の研究でも、情動を調べる刺激として最も多いのが視覚、ついで聴覚、体性感覚であり、嗅覚、味覚がこれらに次ぐ。

これらのわかりやすい感覚に比べると、内臓感覚はいかにもわかりにくい。通常は意識もされないので、情動が内臓と結びつけられる機会は少なかった。しかし、内臓の中でも、腸は身体の内側にあり、かつ、外界に接している。そして、何通りもの求心性ニューロンが腸の情報を脳に伝達している。腸が快調に働いている時も、意識されないまま腸の情報は脳に伝達されているが、病的な状態になると、途端に内臓感覚が意識化される。バロスタットで腸の中の圧力を弱くしたり、強く上げたりすることは、人間の体内で日常的に起こっている現象をそのまま真似たものである。

このようにして、腸を刺激すると、その信号を交感神経と副交感神経の中の求心性ニューロン（通常の知覚線維より細い細径《さいけい》知覚線維）が受容し、その信号が脳に向かって進む。交感神経の求心性ニューロンは一次感覚ニューロンと呼ばれることが多い。これは、脊髄後方に細胞体があり、脊髄後方の第Ⅰ層（ラミナⅠ）にある二次感覚ニューロン（ラミナⅠニューロン）とシナプスで繋がっている。

副交感神経の中の求心性ニューロンについては、食道、胃、十二指腸、空腸、回腸、盲腸、上行結腸、横行結腸までが迷走神経の領域である（食道も胃も広義の腸の上部である）。迷走神経は延髄の孤束核でシナプスを作り、ほかのニューロンと繋がっている。一方、その下の下行結腸、S状結腸、直腸は骨盤内臓神経など仙髄副交感神経系の領域である。

例外はあるものの、おおまかに言って、交感神経は主に痛みあるいは軽度の痛みの感覚である不快感の信号を脳に伝達する。これに対し、迷走神経（副交感神経）は粘膜をこする感覚、吐き気、化学信号などを脳に伝達している。

アリゾナの神経解剖学者バド・クレイグの研究により、非常に面白いことがわかってきた[5]。この細径知覚線維は、腸だけでなく、皮膚や筋肉にも分布しており、身体の生理的な状態をモニターしていることが判明したのである。これはどうも、もっと太い知覚線維とは別の役割を果たしているようだ。皮膚のより太い知覚線維は触覚などの微細な感覚の識別を行っている。これに対して、細径知覚線維の役割は、痛みの伝達であるが、それは触覚などの微細な感覚とは別ものであって、重要な作用は恒常性（ホメオスタシス）を維持することだというのである。

恒常性とは、キャノンが提唱した概念で、生体内部の環境が異常値にならないように制御する力のことだ。この力は、キャノンの考えでは、視床下部から指令を受けた自律神経とホルモンの作用の結果、生じるという。その恒常性のそのまた源流に、内臓感覚とその仲間の痛覚系があるというのだから面白い。

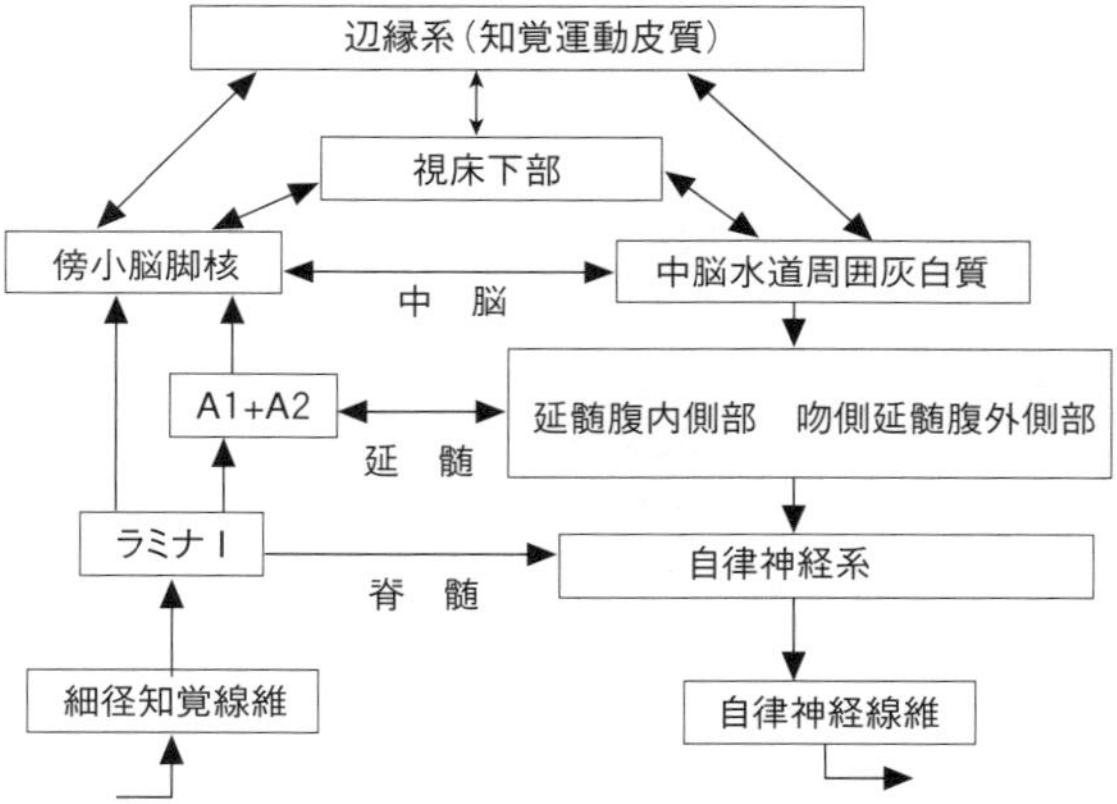

図 5-4　疼痛経路による恒常性維持機構
(Craig , A. D., *Nature Reviews Neuroscience 3*: 655－666, 2002 より引用)

ラミナⅠニューロンは、交感神経の遠心性ニューロンの神経細胞体がある脊髄側角から発生する。そして、脊髄の発達に伴い、脊髄後角に局在する二次感覚ニューロンとなる。すなわち、ラミナⅠニューロンは交感神経系の仲間であり、これもまた恒常性を維持する装置である。腸の求心路と遠心路は末梢から中枢までちょうど梯子《はしご》構造をしており、その各水準できわめて適切に知覚→運動の切り返しができるようになっている（図5-4）。

クレイグのラミナⅠの図は、細径知覚線維を持つどんな臓器でも成り立つように書かれているので腸

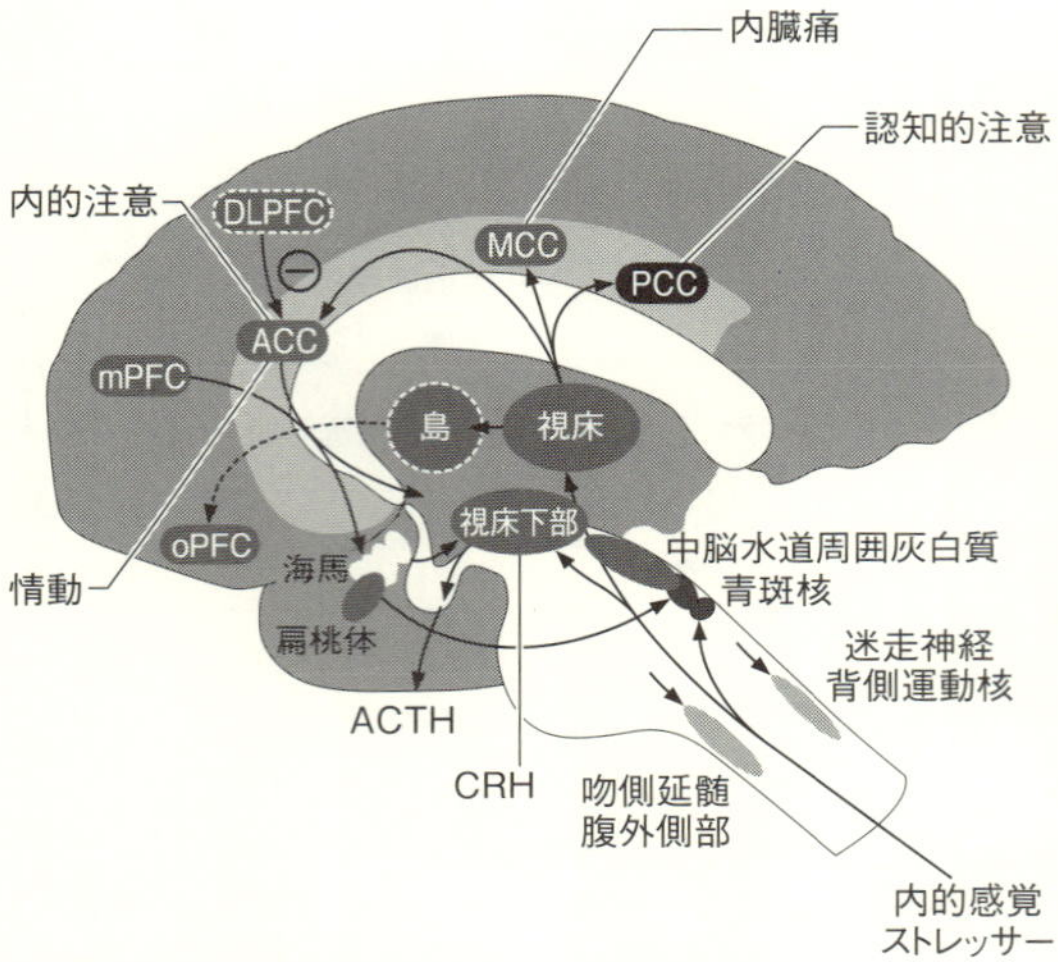

図 5-5　内臓感覚から情動形成への脳内経路
ACC：前帯状回、MCC：中部帯状回、PCC：後部帯状回、DLPFC：背外側前頭前野、mPFC：内側前頭前野、oPFC：眼窩前頭皮質。(Naliboff, B. D., et al., *Gastroenterology 124*：1738－1747, 2003 を引用しかつ著者らの研究を追記したもの)

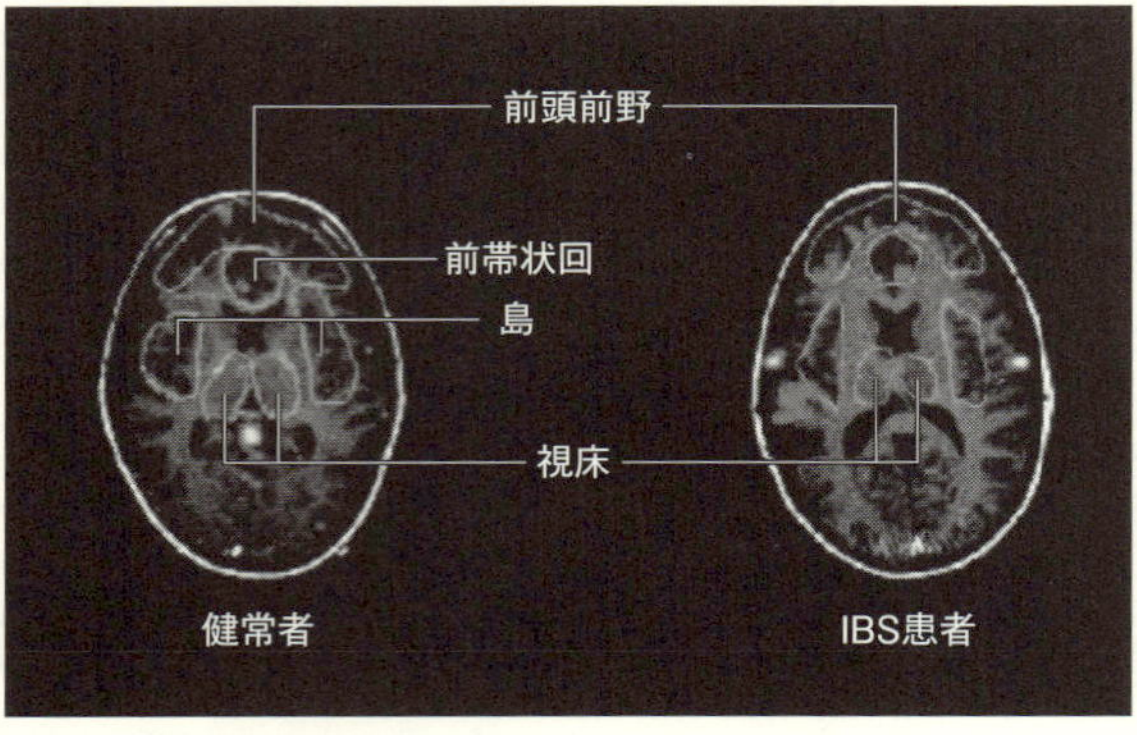

図 5-6　IBS 患者の fMRI 画像
バロスタットで直腸に圧力を加えた時の脳血流の増加部位。IBS 患者のほうが視床、島、前帯状回、前頭前野の血流が増える程度が大きい。(Mertz, H., et al., *Gastroenterology 118*: 842－848, 2000 より引用)

の中の神経系は記入されていない。しかし、前述した通り、腸の中の神経系こそ、知覚→運動の切り返しを行う老舗《しにせ》なのである。クレイグのラミナIの図に腸の中の神経系も入れて考えると、まるで、腸のみの動物から、次第に脊髄、延髄、間脳、辺縁系、大脳皮質、と進化してきた神経系の歴史をそのまま表現しているように見えるのではないだろうか。

このようにして、腸を刺激すると、ラミナIニューロンを上行した信号は脊髄の後根を通って脊髄の中を通り、視床に行く。視床の中では、内側と外側の核がこの信号を受ける。内側の核の神経細胞は大脳の広い領域に軸索を送っており、辺縁系の前帯状回はその代表的な部位である。一方、外側の核の神経細胞は、島皮質ならびに一次知覚運動野に軸索を送る。島皮質に行った内臓感覚の情報はさらに島皮質内で処理される。特に、右島皮質は、感情と内臓感覚の両方に関係する（図5-5）。

また、一一九ページで述べたように、迷走神経が到達する孤束核からの信号は、視床の外側の核から一次知覚運動野に投射される。島皮質、前帯状回、前頭前野は相互に線維連絡も豊富であり、これらが協調して、内臓感覚と情動を生み出しているようである。ＩＢＳ患者が消化管に刺激を受けた時には、島皮質、前帯状回、前頭前野が強く反応するほかに少し別の部分が反応する。その結果、強い知覚（腹痛）と情動（不安）が生じてくるわけだ[6]（図5-6）。

脳と腸の信号循環

著者らが行った検査とほかの研究室で進みつつある知見の要点をまとめると、腸という末梢臓器由来の信号が脳に伝わり、知覚とともに情動ができた、ということになる。すると、これはジェームズの考え方と同じではないか、ということに思い当たるであろう。キャノンの考えは誤りなのであろうか。

第3章で書いたように、ストレスによって大腸運動が変化するのは、動物でもヒトでも同じである。その現象に関与する物質は視床下部から分泌されるホルモンのCRHであった。これらを一体どのように考えるべきであろうか。

マグダ・アーノルドは、ジェームズ・ランゲ説とキャノン・ワルド説を統合した。すなわち、情動は、両過程が複合されて形成されるというのだ。情動の形成過程では、「パペッツ・マクリーンの情動回路」という回路が使われると考えられている[2]（図5−7）。この脳内の情動回路のもともとの図には、最初の信号の入力点が書かれていない。しかし、最初の信号は末梢から視床に入ると考えるべ

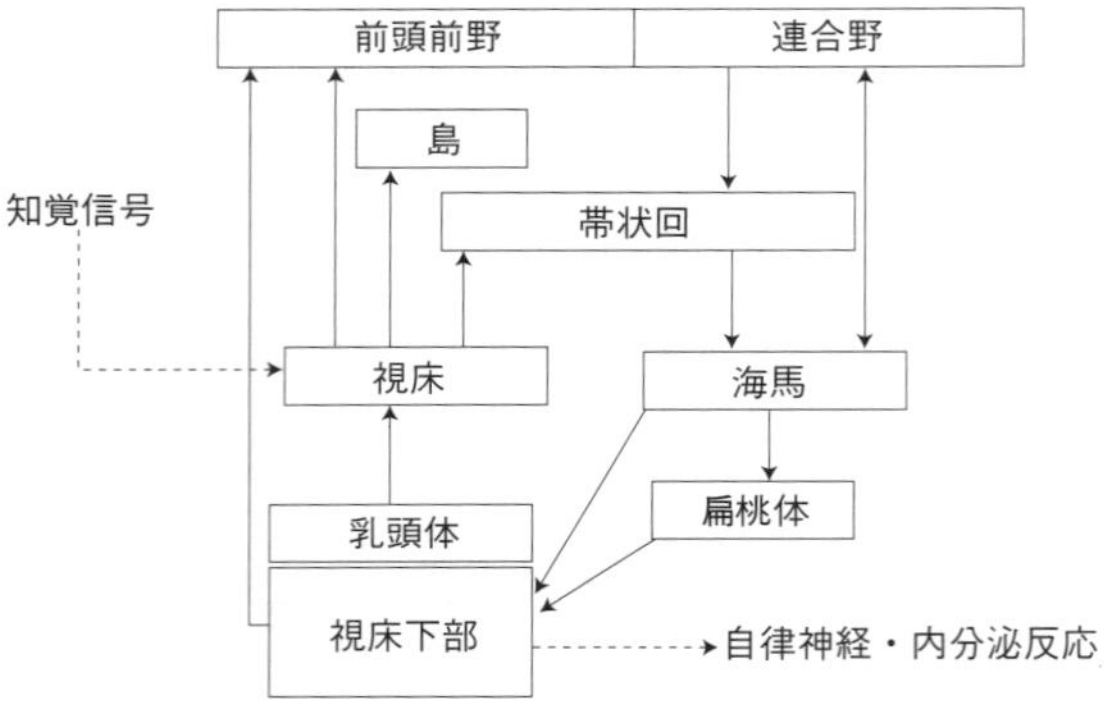

図5–7　パペッツ・マクリーンの情動回路
点線は著者の追記。(Kandel, E.R., Schwartz, J.H. and Jessel, T.M.：*Principles of Neural Science*. 4th ed., McGraw–Hill, New York, 2000より引用、一部追記)

きであろう。

この回路では、視床に入った知覚信号が、前帯状回、島皮質、前頭前野に伝わり、処理されて、海馬《かいば》、扁桃体《へんとうたい》に伝達される。これらでさらに処理が進み、視床下部から自律神経系と内分泌系を刺激する信号が発せられ、CRHが分泌される。そして、自律神経系と内分泌系の興奮が末梢臓器に伝わり、末梢臓器の機能が変化する。この機能変化がまた、知覚信号の変化になり、脳に再び伝達される。このようにして、脳と身体の信号の循環によって、われわれが普段感じる情動が作られるのだ。

そもそも情動とは何か

情動とは、喜怒哀楽をいう。好き嫌いも情動である。しかし、厳密な定義にはこれでは足りない。喜怒哀楽や好き嫌いは脳の中で自覚される感覚である。脳科学の用語では、これを感情（フィーリング）という。情動（エモーション）という場合には、感情に加えて、胸がどきどきする、手に汗を握る、鳥肌が立つ、涙が流れる、破顔一笑する、真っ青な顔になる、肩が凝る、尿意を催す、青筋を立てるなどの、「身体の変化」を伴っている。

情動は、科学では長らく敬遠されてきた題材である。脳科学でも運動、言語、視覚、聴覚、記憶などの研究は比較的早く進んだのに対し、情動の研究は遅れた。教育を考えてみよう。知性を磨《みが》くことは最優先されている。運動能力を高めることや、芸術の感性を高めることも重視され、時間数は少ないが道徳の教育はある。しかし、情動はそのまま放置されている。

喜怒哀楽や好き嫌いは、知性に比べれば、下等なものとみなされる。情動は知性をもって制御するべき動物的な心性と考えられているわけだ。しかし、現実にはどうか？　制御できない情動によって引き起こされる重要問題がいかに多いことか。戦争は国民の情動によって惹起される。親子殺人、引きこもり、自殺、家族の不和、職場のストレスなどに情動が絡まないということはない。ここに、情動に関する現代の逆説がある。

さらにまた、情動に乏しければ、われわれの人生はどうなるであろうか。人間的な、という形容詞は、情動豊かな、という内容を意味し、知性に優れた、という意味ではない。むしろ、あいつは正確無比なコンピュータのような奴、という文脈には、知性の一面のみに優れているという意味が含まれる。人間が人間らしいとは、知情意の均衡《きんこう》が取れていることにほかならない。そして、最近の脳科学は、情動を知情意の中で最も根源的な心理機能として捉えはじめている。情動の仕組みが科学的に解明されれば、その意義はまことに大きいと言わなければならない。

進化から考える情動の役割

動物の進化は腸からはじまったことを思い出してほしい。腸の周りを神経細胞が取り巻いて制御機構ができた。やがて、脊髄ができ、その先端部がふくらんで脳ができた。この場合、脳が何のためにできたのかと問うのは良い問いではない。進化は結果である。進化が特定の目的に沿って進んだと考えるのは誤りであろう。むしろ、環境を生き抜く上で、どのような形質が結果的に生存に適していたのか、という問いが適切である。

第2章でも述べたように、腸からなる動物は、細胞の配列から言えば、最も外側は外胚葉、最も内側が内胚葉、その中間が中胚葉である。内胚葉が腸の上皮細胞、外胚葉が皮膚と神経、中胚葉が平滑筋などの筋肉と免疫系の由来であった。このような腸からなる動物にとって、環境とは、最も内側の液体に含まれる物質の性質、ならびに、最も外側の液体に含まれる物質の性質にほかならない。腸の中に取り入れた物が栄養であるのか毒であるのかをいち早く察知でき、察知したらこれにすぐ反応できた動物は生存に有利であったはずである。さらに、体の最も外側に接触したものを察知し、それに迅速に反応できた動物も生存に有利であったと思われる。

その反応を可能にしたのは神経系であろう。ラミナIニューロンが皮膚、筋肉、腸という一見ばらばらな臓器の恒常性維持のために働いているのは、このような生命の歴史を反映しているからではないだろうか。

情動は哺乳類以上の動物で見られるようである。イソギンチャク、マグロ、カエル、トカゲに情動があるかどうかはわからない。これらの動物たちにも、腸はもちろん存在する。その細胞一つ一つに内部環境があり、それを維持する恒常性の機構が働いている。これらも、餌が出現すれば補食し、敵が現れれば、攻撃するか、逃げるだろう。

「敵」という刺激が出現したとする。細長い形、手足なし、動く、縞模様、赤く長い舌、と、細かく分析してから対応するよりも、「蛇だ！」と、これを見た瞬間に、瞳孔が開かれ、心拍と血圧が上がり、骨格筋が収縮して、飛び退《の》いて避け、嫌悪感を覚える、という手順で心身が反応するのが、生存には有利であろう。生存に有利な刺激には快感と身体を作る作用（同化）が現れ、生存に不利な刺激には不快感と身体に貯蔵したエネルギーを消費する作用（異化）で対応する。その記憶を脳に貯蔵できる個体が生存に有利であり、その方向に進化が起こったのではないだろうか。これらをほかの個体と協同して、効率良く遂行する機構として、情動と感情が進化したのではないだろうか。すなわち、情動を持ったことで哺乳類はほかの動物よりも生存に有利になったと考えられるのだ。ほかの個体との協同。その原初的な関係は、哺乳類の親子関係に違いない。魚類も群を作って生存する種があるが、哺乳類の親子関係のような濃密さはない。

　視床下部で作られ、下垂体後葉から分泌されるオキシトシンについては、第3章（一二一ページ）で述べた通り、分娩後の母親の子宮を収縮させ、乳汁を出させる作用を持つ。また、このホルモンが動物の社会性を維持するホルモンではないかという研究があることも前述の通りだ。オキシトシンを人間の鼻腔内に投与すると、相手を信頼しやすいという報告や、オキシトシンがストレス緩和作用を持つという報告もある[7]。哺乳類の中でも、マウス、ラット、ネコ、イヌ、サル、ヒトと並べると、一般的にはこの順番に情動の豊かさ、社会性、脳の発達が並んでいることにほぼ異論はあるまい。

情動の階層構造

アリゾナ大学のリチャード・レインは情動の階層理論を提唱している(8)（図5-8）。これによると、進化の道筋通りに、脳は脳幹、間脳、辺縁系、傍辺縁系《ぼうへんえんけい》、新皮質という階層構造をなしている。これに沿って、内臓機能、行動傾向、明瞭な情動、情動の配合、配合の配合という情動機能の階層がある、というのである。すなわち、脳幹と間脳（視床と視床下部）は腸からの知覚信号処理ならびに自律神経内分泌機能（内臓機能）と行動傾向を司っている。辺縁系は喜怒哀楽のような単純でわかりやすい情動（明瞭な情動）に最も関係する。傍辺縁系と新皮質は「情動の配合」「配合の配合」という心理の形成に関与する。たとえば、卒業できてうれしいが母校を去るのは寂しい（情動の配合）、足の痛みと不快な感じに耐えながら座禅を続け、平静な心理状態でいる（配合の配合）、などである。

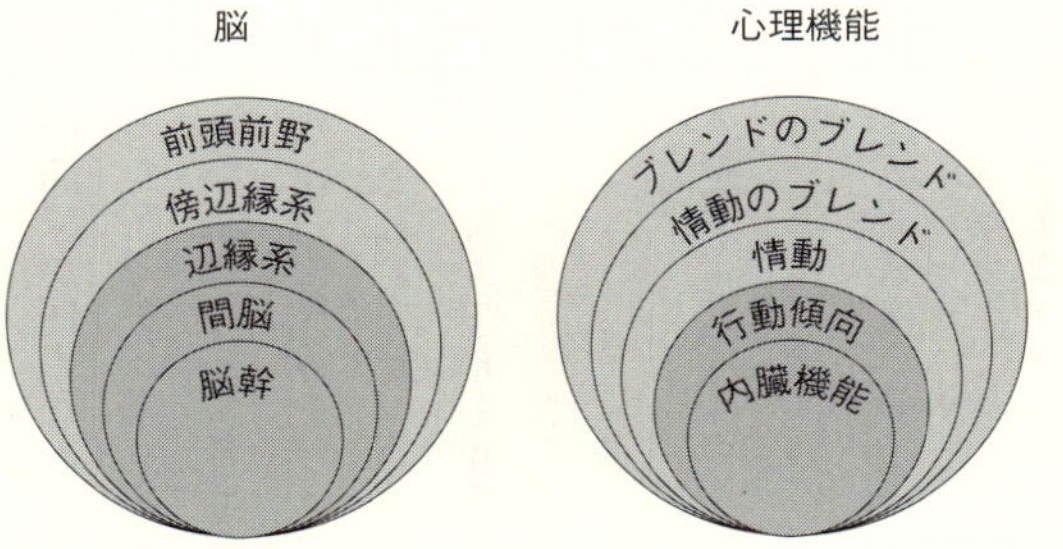

図 5-8　情動の階層図
（Lane, R. D. and Nadel, L., *Cognitive Neuroscience of Emotion*, Oxford University Press, 2000 より引用）

　情動の配合、配合の配合と聞くと、著者が真っ先に思い浮かべるのは、フェデリコ・フェリーニ監督の映画『カビリアの夜』の最後の場面である。ジュリエッタ・マシーナが演じるカビリアは娼婦だが、恋人に裏切られ、すべてを失い、泣きながら街を歩いていく。何も信じられるものがない、もう終わりだ、と呟《つぶや》きながらさまよう。すると、いつの間にか何人かの若者が現れ、カビリアを取り囲むようにして、ともに進みはじめる。バイクに乗った若者が、陽気に笑いながら彼女の周囲をゆっくり回る。ギターやアコーディオンを手に、賑《にぎ》やかな曲を弾く若者もいる。カビリアはやがて、そんな陽気な雰囲気に包まれ、ぼろぼろと涙を流しながらも笑みを浮かべ、街を歩いていく。フェリーニの映画ではマシーナとアンソニー・クインが共演した『道（ラ・ストラーダ）』のほうが多く鑑賞されているだろう。どちらの映画も人間が生きていく上で最も重要な情動に焦点を当てて、人生の哀感をさりげなく描いているところが秀逸である。

情動・動機・条件づけ

情動、動機、条件づけ、記憶と書くと、それぞれ別ものという印象があるかもしれない。しかし脳科学が進んで、概念的にはっきりと分離されていた心理機能も、実は相互に類似・重複していることがわかってきた(2)。

条件づけについて見てみよう。たとえば、パブロフの条件づけは誰もが知っている実験であろう。パブロフは、ベルの音に続いて、餌をイヌに与え、この操作を繰り返した。イヌに餌を与えると、唾液が分泌される。こうしておいて、ベルの音だけをイヌに聞かせると、それだけで、唾液が分泌される。唾液分泌が、ベルの音という唾液分泌とは無関係な刺激（これを条件刺激という）によって条件づけされたのである。条件刺激を加えても、餌を与えないようにすれば、唾液分泌は起こらなくなる。これを消去という。このような唾液分泌（胃液分泌でもよい）は消化器の反応を観察しているが、その根源は脳の中の神経回路の変化にある。パブロフは自身の研究を皮質内臓学と呼んでいた。皮質とは脳のことである。

条件づけは、ラットでも可能である。床に電極を網目状につけた特殊な箱の中に、ラットを入れる。ブザー音に続いて電撃を加えると、電撃により血圧が急上昇する。この操作を何度も繰り返すると、ブザー音だけをラットに聞かせると、ブザー音だけで血圧が電撃を加えた程度に上昇するのである[2]（図5-9）。

これらの条件づけには、必ずと言っていいほど、感情が伴っている。イヌのベルの音による唾液分泌には、快感が伴っている。ラットの条件づけには、恐怖が伴っている。条件づけができる前提というものもある。パブロフの場合、あらかじめ満腹にしておいたのでは、条件づけはされにくい。だから、あらかじめイヌを空腹にしておく。これを動機づけという。すなわち、条件づけに伴う感覚と情動の方向に即した身体の状態が、その次の反応を決めるのである。条件づけとは、非言語的な記憶の一種でもある。このように、情動、動機、条件づけ、記憶などが重なり合いながら、心理機能が成り立っていることがわかるであろう。

ヒトの腸機能でも条件づけの現象を見ることができる。著者の教室の金澤素は、ＰＥＴとバロスタットを使い、腸への刺激によって脳への信号が送られる時とは逆の経路、すなわち、脳から腸に

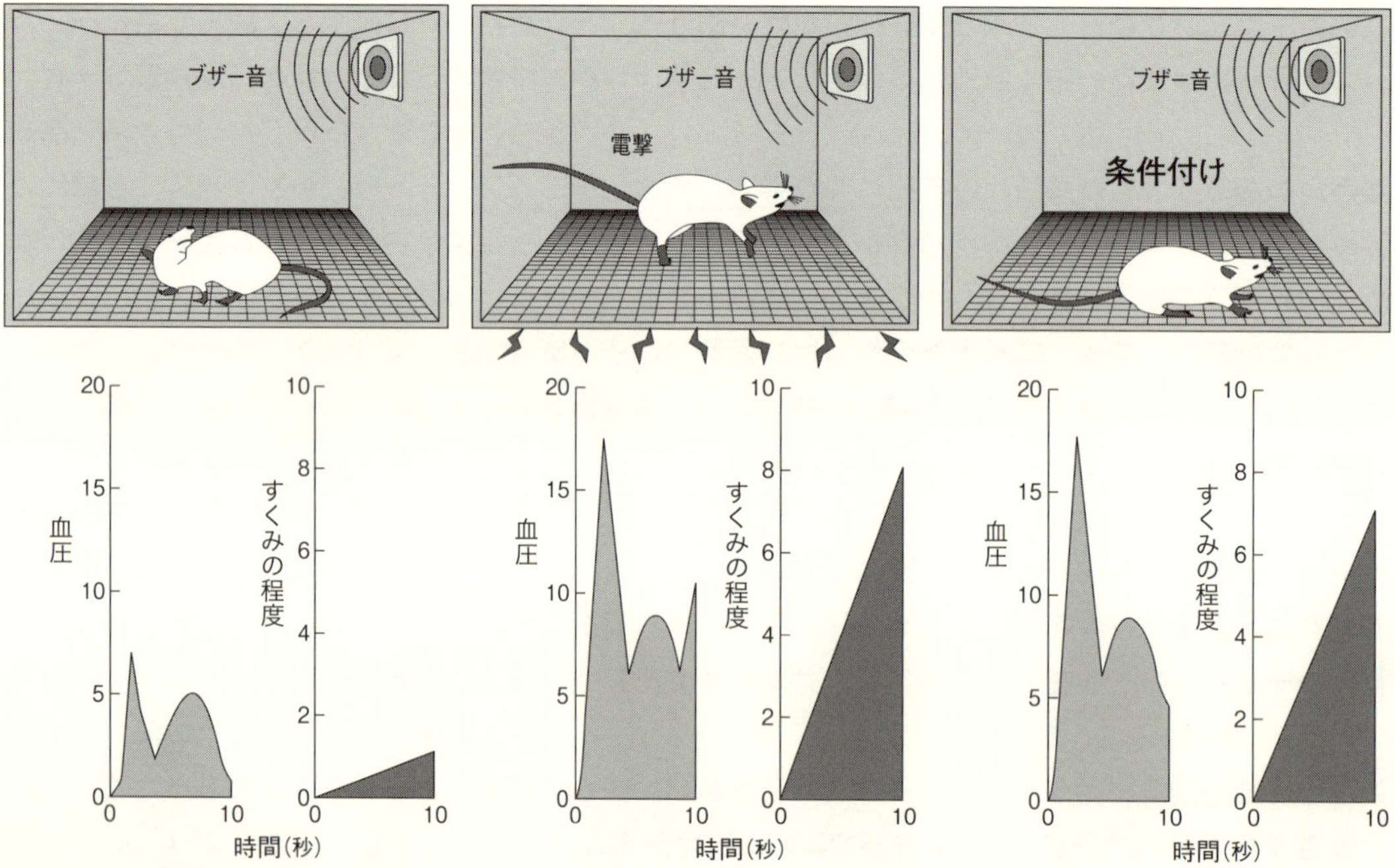

図 5-9　ラット恐怖条件づけ（Kandel, E.R., Schwartz, J.H. and Jessel, T.M.：*Principles of Neural Science*. 4th ed., McGraw-Hill, New York, 2000 より引用）

向かう信号が出る時の脳の画像化を試みた。まず、被験者には音だけを聞かせておく。その次に、音と組み合わせて手に電気刺激を加える。最後に、音だけを聞かせる。この間の脳と腸の機能を、脳はＰＥＴで、腸はバロスタットで観察する。その結果、最後に音だけを聞かせた時に、大腸が緊張のため収縮することがわかった。大腸収縮が条件づけられたのである（この条件づけはすぐに消去されるので心配はない）。

　最初に聞かせた音と最後に聞かせた音は、物理的には全く同じ刺激である。ＰＥＴで得られた脳画像の最初のものと最後のものを比較すれば、その差は条件づけによる変化を表している脳画像ということになる。

　こうして、島皮質、前帯状

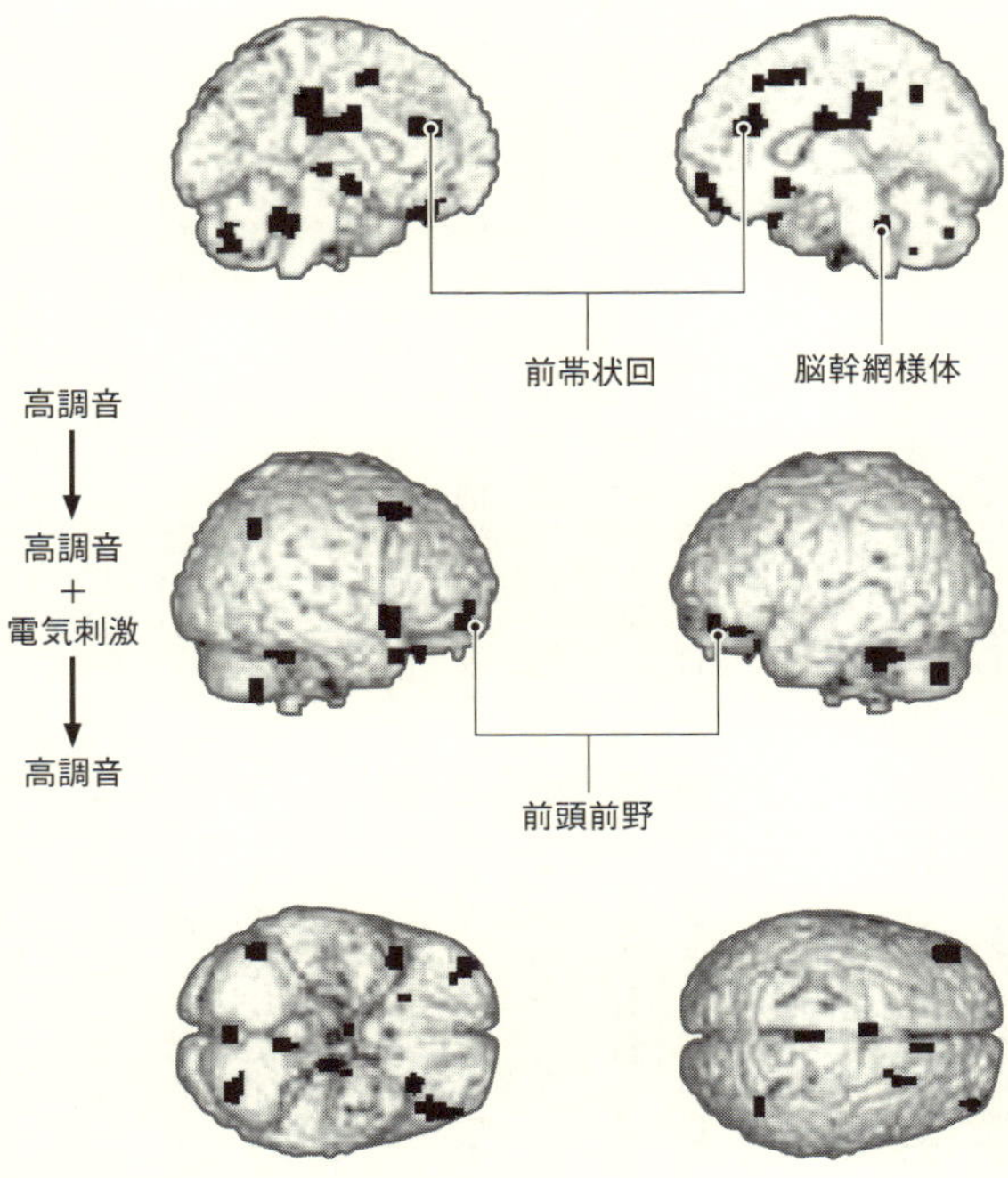

図 5-10　条件づけ後の脳画像

PET による脳の活性化部位。（Kanazawa, M., et al., *Neurogastroenterology and Motility 17*：705－713, 2005 の原図をもとにイラスト化）

回、前頭前野の局所脳血流量増加がＰＥＴにより見出された[9]（図５―10）。

被験者は、最初の音によって情動が大きく動くことはない。しかし、最後の音が聞こえてくると、また電気刺激が来るのではないか、という不安あるいは恐怖が感情として生起してくる。すなわち、感情と自律神経・腸反応の双方が示されたのである。ここでわかったことは、このような条件づけで活性化する脳の場所が、バロスタットを用いた腸の伸展刺激で活性化する脳の場所にきわめて似通っていることだ。これも、知覚信号が腸からにせよ耳からにせよ視床から脳に入力され、情動回路を回る間に処理され、情動が形成されるという考えの正しさを示す証拠になろう。

かつては、脳科学の研究でも、知性と情動といった場合、知性は主人で情動は奴隷だといった考え方が主流であった。現在では逆に、むしろ情動が知性を決定しているのではないかといった方向になってきた。こうして、情動の研究に関心が集まっているのである。

内臓感覚と言語感覚

幾多の脳画像の研究成果は、ジェームズ・ランゲ説が否定できないことを示している。プロローグにも記した通り、日本では昔から、腹黒い、腹が立つ、腹の内を探る、腹わたが煮えくり返る、腹芸、吐き気を催す、虫酢が走る、飲めない（話）、喰えない（奴）、味のある（文章）、消化しきれない（課題）、など、消化器の言葉を使っていろいろな感情・情動を表現している例がたくさんある。『大鏡』の序に、「おぼしき事言はぬは、げにぞ、腹ふくる〻心地しける」とあり、『徒然草』

第十九段にそれが引用されている。[10] 若者は怒りを「むかつく」と消化器症状で表現する（著者としては正しい日本語を使うことを勧告する）。日本人は知らず知らずの間に、情動の本質を理解しているために、このような言語表現をしているのであろう。

しかし、これは日本だけに限ったことではない。英語にも「ガット・フィーリング」(gut feeling) という言葉がある。直訳すれば「腸の感覚」だが、これは「直感」あるいは「直観」という意味だ。「ガッツ」(guts) となると根性である。英語では上品な言葉とは言えないが。

中国ではどうか。杜甫の贈衛八処士という詩の中に、「少壮能《よ》く幾時ぞ　鬢髪《びんぱつ》各々《それぞれ》已《すで》に蒼《そう》たり　旧を訪《おとな》へば半ばは鬼と為《な》ると　驚呼して中腸熱す」とある。[11] 古い友人を訪問してみたら大半がすでに死んでしまっており、えっと驚き、腸が熱くなった、というのである。こちらも有名な白居易の長恨歌の中に、「行宮に月を見れば心を傷ましむるの色あり　夜雨に鈴を聞けば腸断つの聲《こえ》あり」とある。[11] 唐代、安禄山の乱の混乱で楊貴妃が死んだ後、玄宗が蜀の地の仮宮で月を見ては悲しみ、蜀の桟道《さんどう》の雨の中に鈴の音を聞いては楊貴妃を思って嘆いた様子を詩的に表現している。

まだまだある。『後漢書』光武帝紀・上に、「蕭王《しょうおう》は赤心《せきしん》を推して人の腹中に置く、安《いずくん》ぞ投死せざるを得んや」とある。[12] 蕭王とは光武帝・劉秀《りゅうしゅう》のこと。自分に降伏した敵軍の将兵がいまだ不安を抱いているのに気がついた劉秀は、部隊を陣営に帰すとともに、わずかな供を連れただけで陣営を巡回し、不足のものがないかを尋ねて回った。その姿に触れた将兵たちは大いに感動し、蕭王こそ人に真心（赤心）で接し、相手を信頼する大人物、この人に死ぬ気でついて行こう、と言い合った、という故事だ。

人間が感情・情動を腸の感覚で言語化するのは、比喩にとどまらず、その中に、科学的な真実が含まれているからであろう。

かくて振り出し（腸）に戻る——ソマティック・マーカー仮説

腸は人体にあるさまざまな臓器の中でも特別であろうか。実は、脳と各臓器の相関は同じではない。そのことが、アニタ・スチュアートらのＱＯＬの研究で判明した[13]。慢性疾患になると、障害された臓器に関係なく、類似の精神状態になると漠然と考えられていた。しかし、実はそうではなかったのである。この研究の重要性は、冒《おか》される臓器によってＱＯＬが大きく異なることを定量的に示した点にある。

高血圧になっても、脳梗塞《こうそく》のような重篤な合併症がない限り、ＱＯＬは比較的保たれている。では、ＱＯＬが保たれている高血圧患者に降圧薬を処方し、血圧は下がったが、ＱＯＬが顕著に低下してしまった場合、どうだろう。降圧薬の服用によって、めまい、ふらつき、うつなどの副作用が生じることがある。降圧薬を服用しているほうが生命予後にはいいので、医師側から見れば、この治療は成功である。しかし、患者の人生にとっては、ＱＯＬが著しく低下してしまったとすれば、治療の満足度は低いことだろう。

以上は高血圧の例だが、スチュアートらは、腸の疾患では、高血圧、心筋梗塞、関節炎などほかの臓器疾患よりも、精神的健康や全体的健康感がきわだって障害されていることを見出した。ここに、脳腸相関の重要性がある。腸への刺激は情動の座である辺縁系を活性化するが、著者はそのことが、消化器疾患患者の精神的・全体的健康感がほかの臓器障害の患者より特に障害される理由であると考えている。

プロローグでも紹介した、神経心理学者のアントニオ・ダマジオは、歴史上有名な症例であるフィネアス・ゲージの脳障害について分析している[2]。ゲージは鉄道現場監督で、社会性にすぐれた、周囲に信頼される穏和な男であった。しかし、一八四八年に起きた鉄道建設現場での爆発事故が彼の運命を変える。鉄棒がゲージの左下顎から前頭部を突き抜けたのである。致命的な重傷であるにもかかわらず、ゲージは一命を取りとめた。しかし性格が一変してしまう。粗暴で忍耐力も社会性もない男になってしまい、不遇のうちに一生を終える。ダマジオは、ハーバード大学に残されたゲージの頭蓋骨から、脳のどの部分が損傷されていたかを分析して、前頭前野の内側面の損傷によってゲージの性格が一変したことを示したのである。

ダマジオはゲージの症例以外にも、脳の局所に障害を持つ患者を細かく分析し、人間の高次神経機能がどのように形成されるかを研究している。たとえば、扁桃体が右左両方ともに選択的に破壊された患者一人を多数の患者データベースから探り当て、皮膚発汗反応を手がかりに、両側の扁桃体が破壊されると、条件づけができなくなることを示したのである[14]。

ダマジオはこのような脳研究を繰り返しているうちに、脳だけが情動を決定するのではないという学説を持つに至る[15]。人間が行動を選択する時、前頭前野の機能が重要だが、その機能を決定づけるのが、前頭前野に記憶されている身体状態である。行動を選択する場合、多数の選択肢を合理的にしらみつぶしに検討していたのでは時間がかかりすぎる。それを単純化して、以前体験した身体感覚によって作られた情動・感情の回路を使い、選択肢を無意識の内に二、三の候補にまで絞り込むというわけだ。

たとえば、子どもが授業時間中に白紙に絵を書く場合に、二四色のクレヨンの中からいくつかの色を選ばなければならない。子どもたちはこれを緻密《ちみつ》に検討するのではなく、好みで、情動で決める。その選択肢を好む理由を本人は言葉では説明できない。しかし、その色を好ましいと感じるような、身体感覚に根ざした経験をしているはずだ。夏の暑い日に、しびれるように冷たい、真っ赤に熟したスイカを食べ、汗がすっとひいた経験。赤という色の知覚と同時に快い感覚が連合して加えられ、それが何度も繰り返されたのである。その身体の感覚を駆動する経路が前頭前野を中心に作られるのだ。これをソマティック・マーカー（身体からの情報）仮説という。その代表的な身体状態が、先述のガット・フィーリングである[15]。

これは比喩的な用語ではあるが、不快な身体状態も快い身体状態もその起源は文字通りの腸感覚ではないかというのが著者の考えである。簡単に言えば、赤ん坊の時、空腹時に母乳が腸に来れば快く、腸がいつまでも空虚であれば不快である。これらの原初的な体験が、脳に回路として形成される。そして、母親の笑顔と授乳の満足、快感が脳の中で関係づけられていく。

以上はプロローグでも紹介したが、ほかにもこんな例がある。将棋のプロ棋士《きし》は、指し手を選ぶ場合に、その結果を素人とは桁違いの速度と深さで予測する。しかし、結果的に悪い手の場合、駒を置こうとする瞬間に、その手が悪手であることに瞬間的に気づくことがあるという。[16] 虫の知らせ、というものであるが、その虫とは、腸の中にいる虫のことである。腸感覚、腸のほかの内臓感覚、筋肉の固有知覚、化学受容（血糖値の上昇の感覚など）などの、普段は意識されないが、重要な作用を持つ身体からの感覚をまとめて内的感覚（インテロセプション）と呼ぶこともある。

われわれが意識しているか、いないかにかかわらず、身体からの情報（ソマティック・マーカー）が、情動形成に重要であることは多分間違いがなかろう。その上、これらの身体からの情報が、意思決定や行動選択にまで使われているかもしれないのである。著者のような心身医学徒には、実に魅力的な仮説である。

第6章

内臓感覚の正体

脳と腸のサブリミナルな関係

腸感覚、内臓感覚、筋肉の固有知覚、化学受容などをまとめた内的感覚（インテロセプション）は、通常は意識されない感覚である。そういう水準の、内的変化を感じる感覚が、かなり情動に影響しているのではないか。

感覚の脳内処理には、刺激を加えても意識されないように処理されるサブリミナル処理、刺激が意識されはじめるリミナル処理、刺激を完全に意識するスプラリミナル処理の三つの過程がある。この中でも特に、刺激が意識にのぼらないように処理されるサブリミナル処理は、情動との関係が強い処理過程だ。その研究は、視覚を中心になされており、前述した通り、映像の中にほんの一瞬、情動を刺激する画像を入れる手法がよく知られている。欧米で、映画の中に企業が宣伝画像を入れて問題になったこともある。

ジャン・グレイシャーとラルフ・アドルフスのサブリミナル処理の研究では、「パペッツ・マクリーンの情動回路」の扁桃体機能に注目している[1]。というのも、前章で記したように、ダマジオの研究によって、左右の扁桃体が選択的に破壊された患者では、皮膚の発汗反応の条件づけと情動処理がうまくできないということが明らかになっていたからである。

彼らも左、右、ならびに両側の扁桃体が選択的に破壊された患者を集め、三〇ミリ秒という一瞬、情動を刺激する画像を加えて、機能的核磁気共鳴画像検査（ｆＭＲＩ）を行った。その結果、右扁桃体が全般的な覚醒の程度と自律神経反応に、左扁桃体が情動の区別・認知過程により関与していることがわかった。ＰＥＴを使用した研究では、情動のサブリミナル処理は右扁桃体、スプラリミナル処理は左扁桃体でなされるという結果も出ている。[2] これらの脳画像の研究から、意識に上るものだけが情動ではない、という事実をおさえておく必要がある。

　脳腸相関のサブリミナル刺激の分析も最近なされている。内臓への刺激は、サブリミナル処理、リミナル処理、スプラリミナル処理が行われやすい刺激なのである。ドイツのハーバート・メニケスのグループの研究では、サブリミナルな内臓刺激に対しても、脳は立派に反応していることがわかった。[3] その場所とは、健常者では前帯状回と前頭前野である。ＩＢＳ患者では、スプラリミナル処理で、右扁桃体と右海馬が活性化していたが、サブリミナル刺激の時に、ＩＢＳ患者が健常者よりも強く反応する脳の場所は同定できないでいる。これは意外な結果だ。しかし、前帯状回と前頭前野といっても、場所によっては、内臓の良い感覚（good feeling）に関係する場所もあるから、健常者はサブリミナル処理をこの良い感覚回路を使っていると解せば、一概に意外な結果とは言えないのかもしれない。いずれにせよ、この辺のからくりがもっとわかれば素晴らしいことである。

　サブリミナル刺激に関係するのは、宣伝やＩＢＳだけではもちろんない。癌などの重篤な病気に罹患した患者は、病名を知らされると精神的にショックを受けて、脳の機能が正常ではなくなることがある。実は、そのように病名を診断されるより以前から、脳の機能自体が正常な状態ではなくなっているという研究報告も、少しずつ出てきている。ここに、腸からのサブリミナルな刺激との関連がある。

東北大学の田代学の研究では、癌患者の脳の代謝をPETで調べた。その結果、癌患者では、辺縁系の代謝が低下していることがわかった[4]。また、同じく東北大学の中谷直樹の研究では、特定の集団を数年間追跡して、癌にかかった人と癌にかからなかった人の心理状態を調べた[5]。その結果、癌にかかった人はうつに関連する心理尺度が高かった。この研究では、心理傾向で癌のかかりやすさに違いがあるかどうかも検討しているが、両者には関係がなかった。

これらの研究を総合すると、癌になると、その末梢臓器からの信号が意識に上らない程度に、つまり、サブリミナルに、脳に伝達されていると推測されるのではないだろうか。こうして、何となく愉快ではない気分になっているのかもしれない。

ＣＲＨ拮抗薬の効果

腸を刺激すると、脳の局所が活性化し、内臓感覚と情動が生じることは詳しく述べたが、脳は、刺激を受けて活性化すると、局所の血流量が増加する。この時、局所では、脳酸素代謝率が約五％増加するのに対し、脳血流量は約二九％増加する。実は、神経伝達物質の放出こそ、この脳局所の活性化の基盤なのである。ｆＭＲＩをはじめとする人間での機能的脳画像法は、脳の代謝もしくは脳血流を測定する場合が多いが、神経受容体に結合するＰＥＴを用いれば、受容体分布も画像化することができる。その成果に関しては、詳しくここに記載するのはまだ控えておく。脳局所を活性化させる一部の神経伝達物質は、ＣＲＨ、セロトニン、ノルアドレナリン、ヒスタミンなどである。

このような関与物質を一つひとつ解明していけば、なぜ人が腸の刺激によって不快な情動を持つかが解明されるであろう。

脳腸相関の伝達物質として、CRHが重要であることは第3章で述べた。そして、実際にCRHを投与すると、IBS患者では脳腸の反応が増大していることを報告した[6]。この研究はCRH発見者のウイリー・ベールも講演でしばしば引用してくれている。この考えが正しければ、CRH拮抗薬を投与すれば、IBSの病態の主要部分を改善させることができるのではないか。

東北大学の相模泰宏は、IBS患者と健常者にCRH拮抗薬を投与した[7]。その前半では、偽薬(プラセボ)を静脈注射(静注)した後、直腸を電気刺激し、その時の内臓感覚、感情、大腸運動を測定した。後半では、CRH拮抗薬を静注し、偽薬投与時と同じ操作を繰り返した。まず、直腸を電気刺激すると、偽薬投与の時は、IBS患者で腹痛、不安、大腸運動が生じた。CRH拮抗薬を投与したところ、これらの変化はかなり抑制された(図6-1)。

こうして、IBSに対しては、CRH拮抗薬末梢投与により刺激反応性の知覚過敏、不安、大腸運動亢進を抑制できることが明らかになったのである。CRH拮抗薬はこの程度の用量ならば恒常性を保つための視床下部―下垂体―副腎軸を抑制しないので、投与量をうまく設定すれば、CRH拮抗薬はストレス関連疾患の治療薬になりうる。

CRH系を遮断した時の脳機能はどうなるのであろうか。著者の教室の田山淳がこの部分を明らかにした[8]。IBS患者と健常者にCRH拮抗薬を投与した時の脳波を分析したのである。

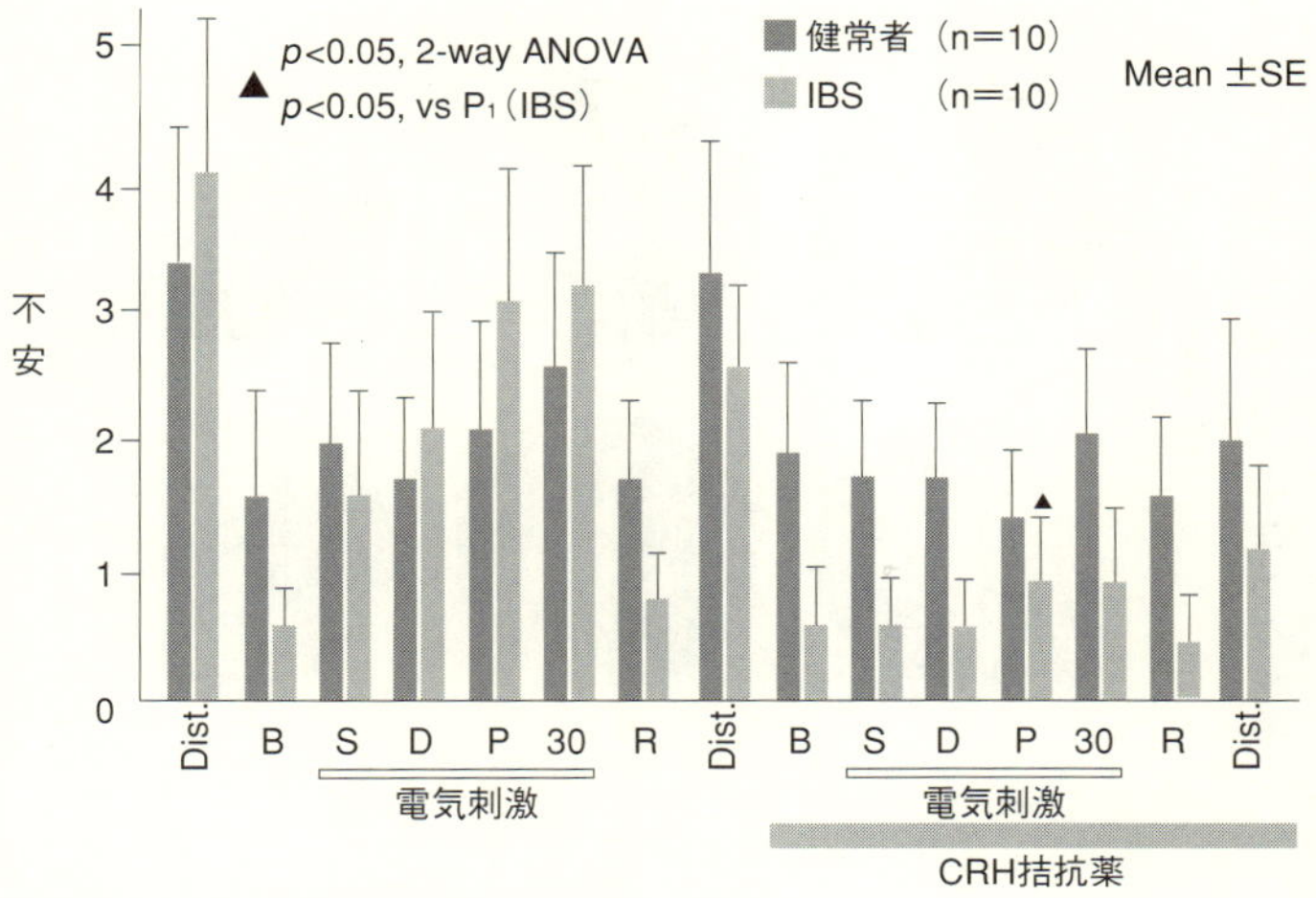

図 6-1　CRH 拮抗薬の抗不安効果

前半で消化管刺激による不安が増大しており、それも IBS 患者で強いことが明らかである。後半に CRH 拮抗薬を投与すると不安が減少し、それも IBS 患者で顕著である。Dist.：大腸伸展刺激、B：安静、S：感覚閾値、D：不快閾値、P：痛覚閾値、30：30 ミリアンペア電気刺激、R：回復。（Sagami，Y.，et al.，*Gut 53*：958－964，2004 より引用）

誰もほとんど注目しなかったＩＢＳ患者の脳波の分析を著者らがはじめて、二〇年以上が経過している。著者らも相当しつこいほうだろう。脳波分析を通して、脳の特定部位をつきとめるのは難しいが、脳波はニューロンの電気的変化を反映しているわけだから、短時間に脳活動がどう変わるのかを見る方法としては優れている。すなわち、ＰＥＴやｆＭＲＩとは違う側面の脳機能を検出できるはずである。

田山の研究では、大腸をバロスタットでふくらませた時の脳波を分析してみた。すると、非常に面白いことに、ＩＢＳ患者の安静時の脳波トポグラムは、健常者の大腸を刺激した時の脳波トポグラムにそっくりであることがわ

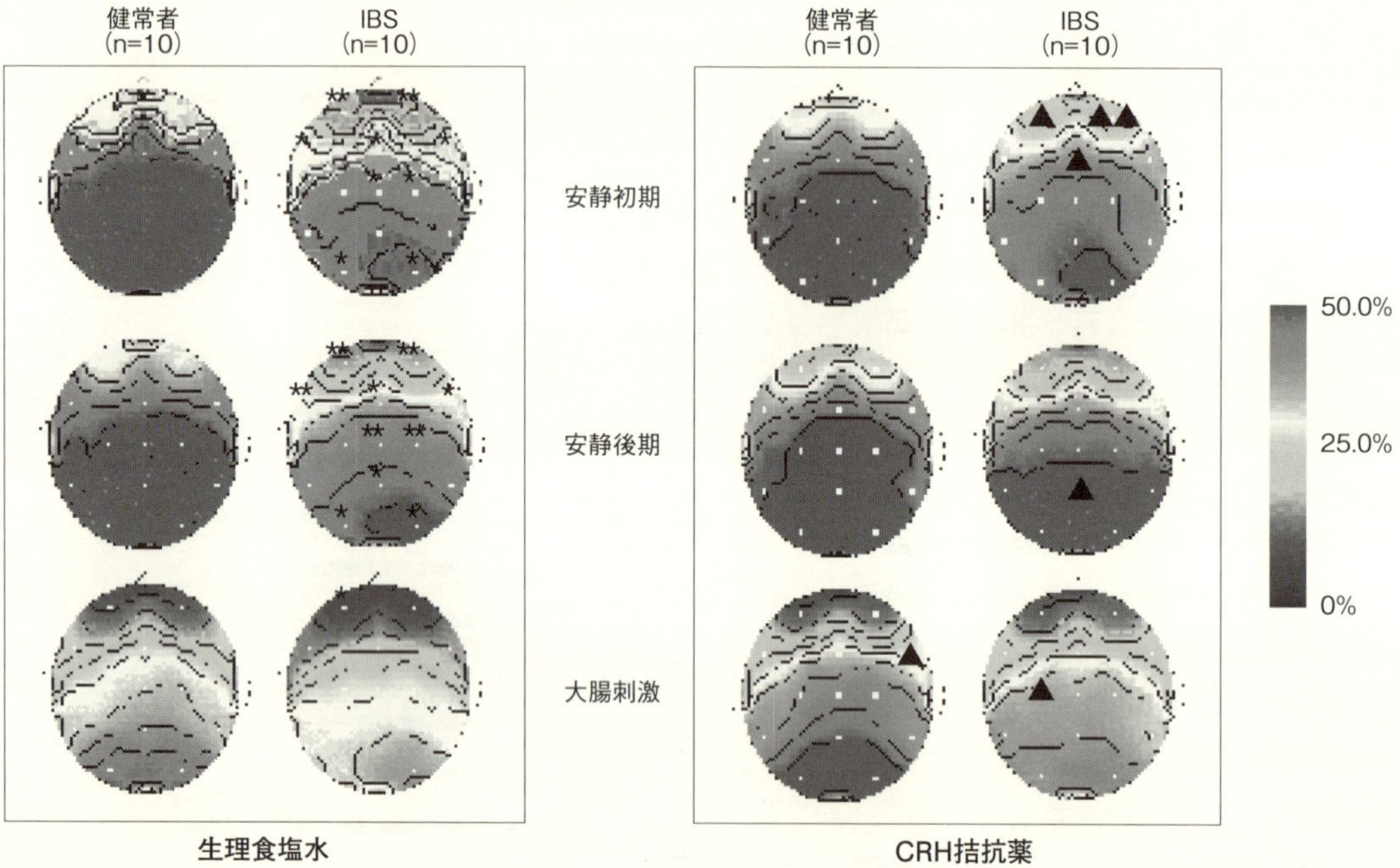

図 6-2　CRH 拮抗薬の脳波トポグラム変容

脳波アルファパワーのトポグラムである。生理食塩水投与の安静時に健常者で豊かなアルファパワー（黒っぽい領域）が IBS 患者で弱い。大腸刺激を加えると、IBS 患者でアルファパワーが減るが、健常者でも IBS 患者の安静時に近づく。CRH 拮抗薬を投与すると投与後半には健常者と IBS 患者の差がほとんどなくなる。IBS 患者で黒っぽい領域が増えていることに注目。大腸刺激による変化も減弱した。（Tayama，J.，et al.，*Neurogastroenterology and Motility 19*：471－483，2007 より引用）

かった。そして、その差は、ＣＲＨ拮抗薬を投与すると、さらに顕著に縮んだのである（図６－２）。先行研究と合わせると、ＩＢＳ患者ではＣＲＨ感受性が脳と腸のいずれにおいても増大していることが示唆される。

動物実験からも明らかになったＣＲＨの機能

脳腸相関の伝達物質として、ＣＲＨが重要であることは、動物実験でも明らかにされている。ＵＣＬＡの生理学者イベッタ・タッシェたちのグループは、近年胃潰瘍からＩＢＳのほうに研究の重点を移し、一定の成果をあげている[9]。著者の教室では、中谷久美が動物実験を通し重要な成果をあげている[10]。

直腸伸展刺激は動物を不安にする。直腸を伸展すると、ラットの辺縁系の海馬でノルアドレナリンが放出されるが、ＣＲＨ拮抗薬によって、これを抑制できる。このことは、高架式十字迷路という床から持ち上がった装置に動物を載せ、その行動を見る実験で明らかになった。慣れない素人が高層ビルの建設現場に行き、建設中の足場に乗れば、不安で足がすくんで動けなくなるであろう。しかし、高層ビルでも、壁ができてしまえば、安心して行き来ができる。高架式十字迷路では、縦の直線には壁がなく、素通しであるが、横の二本の腕にはそれぞれ壁がある。動物が直腸伸展刺激によって不安になると、素通しで高所にある腕に行かなくなる。ところが、ＣＲＨ拮抗薬が投与されれ不安でなくなると、そのような場所にも行くようになったのである（図６－３）。

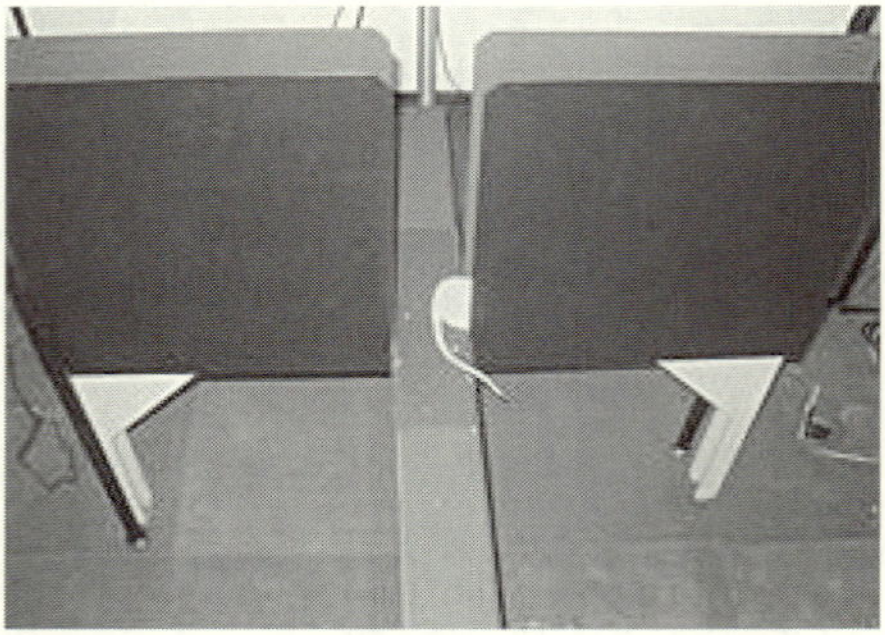

図 6-3　高架式十字迷路
床面から持ち上がった中央のプラットホームに動物を載せ、その行動を観察する。縦軸方向の腕には壁がない（開放部分）。横軸方向の腕には壁がある（閉鎖部分）。ラットがちょうど閉鎖部分に入ろうとしているところで、尾が見える。

この結果を見ると、脳から腸だけでなく、腸から脳へのシグナル伝達にもＣＲＨが働いているようである。拮抗薬の投与により、脳腸相関が亢進して不安も生じる状態から、正常方向に調整できそうに思われる。

　腸から脳に感覚入力がなされると、脳が活性化される。この信号は辺縁系をはじめとする大脳皮質で処理されて情動が生み出される。以上は、何度も繰り返した通りだ。この時、放出されることがかなり明白になっている物質がＣＲＨ、セロトニン、ノルアドレナリン、ヒスタミンなどだ。これらにより、脳が活性化されると、その信号の一部は中脳の中心灰白質《かいはくしつ》に達する。中心灰白質には内因性のオピオイドを含むニューロンが多く、この部分が刺激されると、内臓の痛覚が抑制される。また、脳内のノルアドレナリン系とセロトニン系には大脳皮質に上行する系統だけでなく、脊髄を下行する系統があり、これらも内臓感覚を抑制する。ＩＢＳの腹痛にしばしば効果がある抗うつ薬には、この経路を介するものがいくつかある。

感染症腸炎とＩＢＳ

ＩＢＳのような病態は、ある特定点が障害されるために起こるのであろうか。著者らはなんとかその特定点を見つけようと努力している。しかし、その「最初の一撃」はなかなか尻尾《しっぽ》をつかませてくれない。別の考え方として、「最初の一撃」は脳腸相関のどこでもよく、悪循環が形成されれば病像としてＩＢＳになるというものがある。この考えを支持する論拠として、感染性腸炎が回復した後にＩＢＳを発症する例が意外に多いということがある。

ＩＢＳ研究の初期から、感染性腸炎の後にＩＢＳが発症することが知られていた[11]。この事実は長い間忘れられており、このことが重視されるようになったのは最近のことである。英国のニコラス・リードのグループがＩＢＳの発症を前向きに検討した[12]。前向き研究とは、ある集団にある病気の人がどのくらいいるかを調べるのに、過去のデータを調査するのではなく、これから新規に何人発症するかを正確に検出するものだ。急性腸炎の患者群を対象に、炎症がすべて消退した後の症状を観察した結果、やはりＩＢＳが二九・三％という一定の割合で発症したのである。

同じ時期に、ラットにおいても消化管炎症と消化管機能異常の繋がりが証明された[13]。炎症性腸疾患のモデルである硫酸トリニトロベンゼン（ＴＮＢＳ）腸炎をつくり、それを回復させる。さらに腸炎のある時期のラットに、ストレスを負荷した群を作る。その上で、筋層間神経叢の抑制性ニューロンから放出される神経伝達物質ノルアドレナリンの量を測定するのだ。ノルアドレナリン放出量は、粘膜炎症とストレスが同時に加わった時に限って低下する。つまり、粘膜炎症がある状態にストレスが負荷されると筋層間神経叢の機能が変化し、それが記憶される。これと類似の現象がＩＢＳの根本にあるのではないか。すなわち、ＩＢＳの内臓知覚過敏と消化管運動亢進の源流が粘膜炎症かもしれない。

どのような細胞や物質が腸の神経機能の変化に関与しているのだろうか。肥満細胞、Ｔリンパ球、サイトカイン、セロトニン、ＣＲＨ、神経成長因子などが候補に挙がっている。感染性腸炎がＩＢＳを発症させるのであれば、その仕組みを解明すればＩＢＳを克服できるのではないかと考えても荒唐無稽であるとは言えないだろう。

「最初の一撃」は脳か腸か

もう一つ、興味深い話がある。二〇〇二年六月、スペイン・カタルーニャ地方の小さな村で、食中毒事件が起きた。(14) ある菓子屋のクリームケーキが病原菌のサルモネラ・エンテリディスに汚染されていたのである。村は人口約九〇〇〇人だが、その時は聖ヨハネ前夜祭で、村外の人もたくさん訪れ賑わっており、この事件により、一二四三人が急性胃腸炎に罹患した。うち四〇％が同一村内、四〇％が村外だが同一郡内、二〇％が郡外からの訪問者であり、郡の保健所にはこれらの罹患者の個人情報と臨床データが残されていた。そこで、同一郡内の罹患者のその後を調査すれば、同一病原体、同時期発症、類似環境での機能性消化管障害の発症調査ができるであろうと、スペインの消化器病学者フェルミン・メアリンが考えたわけである。

メアリンは、二〇〇二年六月二四日から二七日までのいずれかに、下痢、発熱、腹痛をきたした者をサルモネラ・エンテリディスによる急性胃腸炎罹患者と定義し、対照者を急性胃腸炎流行時に無症状であった者とした。これらの人びとにローマⅡモジュラー質問紙を配布し、回答を求めた。ローマⅡモジュラー質問紙とは、ローマⅡ診断基準に基づいて機能性胃腸症とＩＢＳの症状の有無を判断できる質問紙である（日本語ではＩＢＳについては著者らが使えるようにしてある[15]）。

急性胃腸炎流行前は、機能性胃腸症の有病率は患者群二・五％と対照群三・八％であり、有意な差はなく、ＩＢＳの有病率も患者群二・九％と対照群二・三％であり、同じく有意な差はなかった。しかし、流行の三、六、一二ヵ月後には、機能性胃腸症の有病率は患者群でそれぞれ一七・七％、一二・六％、一三・四％となり、あまり変化しない対照群に比較して有意な増加を示した。ＩＢＳの有病率は患者群で三、六、一二ヵ月後にそれぞれ九・二％、一〇・二％、一〇・〇％となり、あまり変化しない対照群に比較して、こちらも有意な増加を示した。患者群における三、六、一二ヵ月後の機能性胃腸症とＩＢＳの重複率は二三％から三六％であった。以上により、サルモネラ胃腸炎はＩＢＳと機能性胃腸症の有意な危険因子であることが明らかになったのである。

メアリンは、機能性胃腸症とＩＢＳの類似性に以前より着目して研究してきた研究者である。学会でも、機能性胃腸症とＩＢＳの論文の題名だけを入れ替えれば新知見になると冗談を飛ばす。英米の専門家は苦い顔をして聞いている。学会の宴席で一緒になるとサッカーの試合の話題に夢中である。この研究によって、まさに冗談から出た真実になったわけだ。

すべての感染性腸炎患者がＩＢＳになるわけではない。はじめから不安や抑うつなどの心理傾向のある人が、感染性腸炎回復後ＩＢＳになるという研究がある。[12] そうすると、「最初の一撃」は脳であるといえる。しかし、感染性腸炎がなければＩＢＳにならなかったのだから腸であるともいえる。このような両義的な特質が、ＩＢＳが敬遠される一つの理由になっているのだ。脳か腸かの二者択一ではなく、両者の悪循環が重要であることをふまえて、ＩＢＳを形成する物質やプログラムを追求するのが良いであろう。

ＩＢＳとトラウマ

前述したように、ＩＢＳの大腸運動がストレスによって増悪することを、著者らは生理学的に示してきた。共同研究者のウィリアム・ホワイトヘッドらは、ＩＢＳの症状がストレスによって増悪することを、疫学的に証明した。[16] これも共同研究者のダグラス・ドロスマンらは、ＩＢＳの背後には、心的外傷体験（トラウマ）が隠れている場合が多いことを発見した。[17] 阪神淡路大震災の時の著者らの調査でも、一ヵ月間無風状態で生活していた集団に比べ、被災した集団のほうが、ＩＢＳ、高血圧、不安・うつ・外傷後ストレス障害（ＰＴＳＤ）の発症率が高かったのである。[18]

心的外傷体験というのは、恒常性の制御範囲内を超えるような、重度のストレスである。性的虐待や身体的虐待などはその代表格の出来事だ。心的外傷体験があると、その強力な情動が記憶として残り、通常は閾値を超えないような小さな刺激に対して、外傷体験を追体験するようになる。第

1章（三二ページ）でも述べたが、これをフラッシュバックと呼ぶ。フラッシュバックは視覚のものがよく知られているが、別の感覚でも生じうる。そして、感覚は、常に情動体験を伴うものであり、PTSDでは強い恐怖感として再現される場合が多い。

視覚による恐怖感を伴うフラッシュバックの例として、身体的虐待の被害者が映画の暴力場面に反応する場合があり、別の感覚による恐怖感を伴うフラッシュバックは、ベトナム帰還兵の花火の爆発音への過剰反応などがある。IBSでは、心的外傷体験を患者が積極的に述べることは少ない。多くの場合、その記憶は抑圧され、その代わり自律神経・内分泌反応、消化管運動、内臓感覚として発現してくるのである。

時代を先取りするIBS研究

最近は、うつ病なども抗うつ薬で改善するなど、精神的な病気でも薬物で治るということが強調されている。こころの病気も、薬物を投与すれば治療できる。これは、医療全体が物質万能主義の方向に進んでいるということであろうか。しかし、やはりそうとは言い切れない。多くの疾患は、精神的な面と身体的な面の複雑な絡み合いの中で起きてくる。病態と治療法は、必ずしも一対一の関係にあるわけではない。その代表疾患がIBSであると言えるだろう。一つの病気は身体的なものが主体であろうが精神的なものが主体であろうが、複合的に見ることが大切だということになる。

しかし、こう言うと、精神面を重視して心理療法を行うなど、時代の流れに逆行している気がする、と疑問を呈する人もいるだろう。

ここで「こころの病気」「心因による病気」を考えてみよう。前の時代、ドイツ語のノイローゼという病名がよく使われた。日本語では「神経症」と訳す。神経症という概念は、フロイトの精神分析理論から来ているが、フロイト自身は、自分の理論だけですべてが説明できるとは考えてはいなかった。継承者たちがフロイト理論を教条主義的に、フロイトはこう言っているからこれはこうだと、患者を診た時に理論的に解釈してしまう部分が強くなったという面がある。

代表的神経症はヒステリーである。その診断には、心理に対する医師の解釈が入り込んでいた。たとえば、患者がある症状を持っていることで、周りからサポートされる、医師も親身になってくれる、診断書を書いてもらって学校や会社が休める。このような状況が患者の利益になるため、患者はヒステリックに病気に固執するようになると医師は解釈する（これをこころの原因、心因という）。だから医師はそれをふまえて治療に当たるべきであると考えられてきた。このような解釈が正鵠《せいこく》を射ている場合はもちろんある。しかし、それで済む人ばかりではない。やはり原因がよくわからなかったり、別の治療で症状が良くなることもある。

アメリカでは、このようなフロイト流の心因の解釈の行き過ぎに対する反省が起こった。そこで、アメリカ精神医学会が発行している『ＤＭＳ―４―ＴＲ』（『精神障害の診断と統計の手引き』）では、あるまとまった症状が続いた時の、一定の診断基準を記載するようにした[19]。心理に対する医師の解釈が入り込む余地を少なくしたのである。共通の診断基準を満たす患者に対して、一定の薬物療法を一律に行えば、そのうち何%が良くなる、ということがわかってきた病気もある。

身体的な疾患でも精神面を重視するという考えに対する懸念も、フロイトからDMS-4-TRへの変化、薬物療法の発達をふまえてのことだろう。著者らも、一疾患・一薬物で、直線的に診断と治療が決まる世界を夢見て研究している。ところが、現実的にはそうはいかない。治療してみなければわからないことばかりである。精神的な病態も物質的な基盤によって成り立つことは間違いない。それが受容体の変化、遺伝子発現の変化、これらの言葉と数式で説明できるようになる時代が来るかもしれない。いつかは、IBSだけでなく、すべてのストレス関連疾患の病態の本質を捕らえて、不足している物質、過剰な物質を補正し、「これで治りました」といえる時代が来るであろう。また、それをイメージできなければ、研究のしがいもない。

その一方で、著者の頭の中では、心理療法で良くなることと、薬で良くなることはさほど矛盾してはいない。たとえば、不安を感じると血圧が上がってしまったり、IBSの症状が出てくる人が薬物によって良くなるにしても、あるいは心理療法によって良くなるにしても、良くなったという結果は同じである。その時に脳や身体の中では何が起こっているのか。これをわかりやすく、現象や物質として取り出して、患者に説明したり、時間と手間のかかる心理療法の代わりに、新しい薬物を開発するのもわれわれ医師の役目であろう。「あなたの体の中ではこういう現象が起こっている」と説明できる材料があると、理解しやすいし、症状を和らげるのにも効果がある。自分自身を制御していく上で、羅針盤を持つことになる。

心理療法で病態が改善することを、伝書バトを飛ばしたらうまく目的地についてくれたことに例えてみよう。伝書バトがどこをどう飛んでいったのかがわかったら、今度はもう新幹線で行けるようになる。著者らは、その道を求めているわけである。ＩＢＳの研究は、こころと身体、こころと物質を繋ぐヒント、人類のストレスを克服するヒントを提供してくれるはずである。

実際に、ダグラス・ドロスマンらは興味深い症例を報告している[20]。心的外傷体験（性的虐待）を持つＩＢＳ患者の治療前の脳画像は、中部帯状回を中心とした活性化状態にあった。これが、心理療法も含めた心身医学的な治療によって、脳画像も症状も改善したのである。

ストレスによる遺伝子発現の変化

ノーベル賞を受賞した神経学者のエリック・カンデルは、外傷後ストレス障害のようなストレス関連疾患による分子の変化を解明するのが目標であると書いている[21]。そのために使った動物がいる。なんとアメフラシである（アプリシア・カリフォルニカという学名がついている）。

アメフラシでは、感覚神経と運動神経がシナプスを作っており、その間に介在神経もある。感覚神経は水の吸水口の信号を検知する。吸水口を刺激すると、感覚神経が興奮して運動神経に信号を伝える。運動神経は、鰓《えら》の平滑筋収縮を起こして水を吐き出す。ここで、同時に外套《がいとう》の部分（体を包んでいる膜の部分）を電気で刺激してこの反応に横槍《よこやり》を入れる。介在神経も感覚神経とシナプスを作っているため、外套の電気刺激は介在神経の興奮と感覚神経興奮を招き、運動神経の興奮も大きく生じて平滑筋収縮も大きく起こる。これを感作《かんさ》という。逆に、吸水口の刺激を続けると、感覚神経の興奮は次第に馴化《じゅんか》して小さくなっていく。

カンデルの業績は、この時に生じるシナプスの形態の変化が、セロトニンと神経細胞内での遺伝子発現の変化を引き起こすことを解明したことである。これはアメフラシの例だが、ラットや人間でも同様の原理が働いている。つまり刺激を二種類用意し、それを生体に加えて、そのプログラムとその関連物質を分析するという点においては、同様の原理が見出されるのである。恒常性を超越した刺激入力が、どのように神経伝達に関連する遺伝子発現を異常にするかという研究はさらに推進されるべきであろう。

氏か育ちか

あらゆる疾患が遺伝子を検討する対象になりうる。たとえば、外傷であっても、創傷の治癒には個人差があるが、個人差の源流の重要な一因子は遺伝子であり、もう一つは個体に加えられた環境からの刺激とその記憶である。ＩＢＳもその例外ではない。

ＩＢＳは単一遺伝子の変異による疾患であるとは考えにくい。そこで、遺伝要因と環境要因を探る双生児研究がなされている。俗にいう「氏か育ちか」問題である。双生児六八六組の分析では、ＩＢＳ関連病三三組（四・八％）のうち、五六・九％が遺伝要因、四三・一％が環境要因と算定された(22)。

ワシントン大学のロナ・レビーらは双生児六〇六〇組を分析した[23]。IBSの一致率は、二卵性で八・四％と低いのに対し、一卵性では一七・二％と高く、遺伝性が証明された。なぜこれで遺伝性が証明されたのだろうか。一卵性双生児は同じ遺伝子を持つ個体同士である。二卵性双生児の遺伝子は普通の兄弟姉妹同士と変わらない。同じ遺伝子を持つ個体同士のほうが異なる遺伝子を持つ個体同士よりもIBSの一致率が高いということは、IBSを一致して双子に発生させる遺伝子がある、ということである。同時に、二卵性双生児の片方がIBSである場合に他方がIBSである罹患率は六・七％であった。これに対し、二卵性双生児の片方がIBSである場合に母親がIBSである罹患率は一五・二％であった。ここから、母親のIBSの疾病行動を、子が学習し、IBSになっていくという病気の学習効果も示唆されている。

IBS患者の家族歴を調査した報告もある。IBSでは、家族の中で高率に抑うつあるいは不安性障害が見られることが明らかにされている。IBSはパニック障害、性的虐待に代表される外傷後ストレス障害と高率に合併するため、IBSとストレス感受性の高さに共通する遺伝子多型と環境の両要因の検討が進行しており、主としてセロトニン・トランスポーター遺伝子多型などが分析されている。

セロトニン・トランスポーターは脳と腸の神経細胞のシナプス間隙のセロトニン量を左右する。その遺伝子型のうちｓ／ｓ型はトランスポーター発現量が少なく、セロトニン再取り込み作用が弱いため、シナプス間隙のセロトニン量が多くなる。これに対し、ｌ／ｌ型はトランスポーター発現量が多くセロトニン再取り込み作用が強いため、シナプス間隙のセロトニン量が少なくなる（一五〇ページ参照）。

著者の教室の水野資子は、神経内科の糸山泰人、青木正志と共同で、IBS患者を含む患者群について、セロトニン・トランスポーター遺伝子多型を分析した。その結果、男性ではセロトニン・トランスポーター蛋白発現量が少ないs／s型が不安を持ちやすく、女性ではその逆であることが見出された[24]。このあたりの遺伝子の分析が今後、重要になってくるだろう。

男性は下痢型、女性は便秘型

IBSは性差医学に関しても示唆に富む疾患である[25]。妊娠可能年齢の女性IBS患者では、月経の前に消化器症状が悪化する。これは生物学的性差による。一方、心理社会的（ジェンダー）差を反映する可能性があるものに、疾患頻度がある。欧米でのIBSの女性患者対男性患者の比率は2～2.5：1で女性が高い。しかし、欧米で通院している患者ではない、一般人の中のIBSを調査すると、女性対男性の比率が2：1未満となり、差が減少する。また、わが国をはじめとする東洋諸国では、男女差は欧米に比較して少ない。生物学的性差だけがIBSの性比を作るのならば、患者でも一般人でもIBSの性比は変わらないはずであるし、また洋の東西に関係なく、IBSの性比の違いが見られるだろう。しかし、そうではない。だから、IBSの性比の違いは、社会的特性と結びついたジェンダー差の反映と目されているのである。

一方、脳腸相関に影響を与えている身体要因として、ホルモンや内分泌系の因子がきわめて重要なことは確かであり、この意味でも性差は重要である。前述のように、ＩＢＳ患者は女性のほうが多い。なぜ女性のほうが多いのかは、まだはっきりわかっていない。しかし、エストロゲンやプロゲステロンといった女性ホルモン分泌の状態によって、あるいは月経周期などによってもＩＢＳの症状が変わることが少しずつ判明してきている。

興味深いことに、ＩＢＳの症状自体も、男性は下痢が多く、女性は便秘が多い。エストロゲンが消化管運動を少し抑制する方向に働いているのではないかと言われている。しかし、ＩＢＳによる便秘は単純な大腸運動低下とは異なり、大腸の分節運動はむしろ亢進しているのが普通である。男性よりも女性のほうが、感染性腸炎回復後にＩＢＳになるリスクが高いことも知られている。これらの細かな特徴から、ＩＢＳの全貌や脳腸相関の詳細が解明されることも期待される。

アレキシサイミアとＩＢＳ

ＩＢＳの危険因子の一つに「アレキシサイミア」という心理状態があることがわかり、現在注目されている。アレキシサイミア（alexithymia）とは、精神医学者ピーター・Ｅ・シフネオスが提唱した、感情の言語化が困難な心理状態をいう。[26] これは「失感情症」とも呼ばれ、多様な感情をなかなか言語化できず、発散できないために、さまざまなストレスを自ら抱え込む性格である。アレキシサイミアは当初、心身症患者に特徴的な心理状態であり、感情の言語化が困難なため、身体症状を呈するとされた。このため、内的葛藤や不安を容易に言語化する神経症患者とは対照的な心理状態と考えられたのである。しかし、その後の研究の進展により、アレキシサイミアが必ずしも心身症に特有の心理ではなく、心身症患者に多く見られるが、精神疾患や一部の身体疾患にも見られる心理であることが判明した。

アレキシサイミアは心身医学の臨床の中から生み出された概念であり、人生早期の母子関係の障害により、愛情や攻撃などの感情や欲動の発達が障害されたものと捉えられている。この心理状態の患者には言葉を使った通常の心理療法は困難とされ、治療者に悪感情を持つ可能性が指摘されている。

アレキシサイミアで注目されるのは、脳機能との関連である。ヒトは外界からの刺激を右大脳半球で情報処理し、感覚と好きな物、嫌いな物を結びつけて情動を形成する。この信号は脳梁を介して、言葉を司る左大脳半球で情報処理され、その結果、情動が言語化されると考えられている。難治性てんかんに対する脳梁切断術を受けた患者では、この過程が障害される結果、感情の言語化が困難になることが報告されている[27]。このことから、アレキシサイミアは左右大脳半球の情報処理障害から起こるのではないかという仮説が提唱された。アレキシサイミアの程度は高血圧患者でより高く、ストレス下の血圧上昇程度にも関連している。これらから、脳機能とストレス反応の面からアレキシサイミアを検討すれば、情動をより深く理解できる可能性がある。

著者の教室の鹿野理子は、一〇〇人以上の被検者から特にアレキシサイミアの心理傾向の強い人たちを選択的に集めPETをとり、そうでない心理状態の人たちと比較した[28]。被検者には、怒り、悲しみ、喜び、中性（通常）の表情の写真を見せ、この時の脳の活性化を見た。表情の提示によって、健常者では右の連合野が活性化する。ところが、アレキシサイミアの人では、この右の連合野の活性化が起こらず、前帯状回の活性も低いという現象が得られている。

その次には、バロスタットで大腸を刺激した時のPETをとると、健常者に比べてアレキシサイミアの人は、前帯状回、島、中脳の活性化がより強いという結果を得た[29]。すなわち、アレキシサイミアでは、他人の表情のような社会的な文脈の刺激には右の脳が働かず、内臓の刺激によって脳が異常に活性化する。こういった脳内のプロセスの異常がＩＢＳを引き起こす性格の根底にあって、これがＩＢＳのリスクになっていると考えられる。

アレキシサイミアのほかにも、ＩＢＳに関連・合併する状態は非常に多い[30]。消化器では機能性ディスペプシア、機能性腹痛症候群、食道由来機能性胸痛、機能性胸焼け、機能性胆嚢障害、機能性便失禁、消散性肛門痛、感染性腸炎、大腸憩室、虚血性大腸炎、炎症性腸疾患、胃食道逆流症、など数多い。精神疾患では、パニック障害、空間恐怖（電車に乗るのが不安になるなど、特定の空間を回避する状態）、全般性不安障害、社会不安障害、外傷後ストレス障害、強迫性障害、うつ病性障害、身体表現性障害、摂食障害、注意欠陥多動障害（ＡＤＨＤ：学習障害児などに多い状態）、アスペルガー障害を中心とした疾患群が合併する。さらに、線維筋痛症、顎関節症、慢性疲労症候群、筋緊張性頭痛、片頭痛、混合性頭痛、月経前不快気分障害、神経性頻尿、気管支喘息、アトピー性皮膚炎との合併はよく知られている。

これらの合併がＩＢＳを重症化させる要因の一つであることがわかっている。また、これらの疾患とＩＢＳがなぜ合併しやすいかというと、ＩＢＳはもちろんのこと、すべての疾患がストレス関連疾患であるという要因もある。しかし、それ以外には、まだ完全に解明されていない点が多い。ＩＢＳを追求することが、多くのストレス関連疾患群の解明に自然に繋がることが理解できるだろう。

催眠効果・偽薬効果と脳機能

ＩＢＳが心理療法でも改善するというと、ひと昔前は、実体のない病気だから、心理療法などというわけのわからない治療が効くのだろう、と思われたものである。ところが、時代は変わる。イギリスのホーウェルが、難治性のＩＢＳには、催眠療法が非常に有効であることを示した[31]。催眠療法の効果は現在、脳機能画像で示すことができるようになっている。ランビルは、催眠を行いながら、手に疼痛刺激を加えた[32]。催眠中には、痛みを強く示唆する過痛暗示と鎮痛暗示を加えた。疼痛の不快感は、過痛暗示で強まり、鎮痛暗示で弱まった。この時、ＰＥＴで見た脳機能は、前帯状回の活性が、過痛暗示で高まり、鎮痛暗示で低下したのである。

著者の教室の渡辺諭史は、まず、健常者では催眠感受性が高くなれば、現実からの解離傾向もほぼ上昇するのに対し、ＩＢＳ患者では、催眠感受性が高くなっても解離傾向は上昇しない、という結果を見出した。どうやらＩＢＳでは、他者から言葉をもって働きかけられた場合に、健常者とは多少異なる様式で知覚処理をしているらしい[33]。そこで、この結果を脳機能画像で検証し、また、直腸を電気刺激した時の脳波も調べた。直腸を三〇ミリアンペアの電流で電気刺激するのと同時に、いくつかの催眠暗示を加えると、鎮痛暗示をした時に、内臓知覚時の大脳誘発電位が最も変化する。この時、腹痛や腹部不快感も暗示に沿って変化した。健常者では鎮痛暗示の変化が起こりやすく、ＩＢＳ患者では起こりにくい。腸の刺激に応じた脳内の知覚処理の過程は、催眠の暗示で変容するのである[34]。

催眠効果ばかりではない。偽薬効果も脳機能画像でかなり解明されつつある。患者に薬と偽って無害の錠剤を服用させると、右背外側前頭前野と中脳灰白質の活性化が生じる。偽薬投与とあわせて、刺激への注意、刺激からの気逸《きそ》らし、刺激反復などを行うと、それぞれに応じて脳の状態は異なった変化を見せた。これは、われわれ人間の知覚が、偽薬投与という物理量としては同一の刺激に対して、それを受ける時の脳の状態、ほかの刺激とその刺激との関係などにより、大きく変化することを示唆している。その変化の一つ一つは小さくとも、刺激が何年にもわたって加えられたり、それが非常に大きな刺激であれば、知覚のあり方はやがては変化しうるものと考えられる。

科学的根拠（エビデンス）がある心理療法は空気のようなものではない。聴覚から言語中枢を通じ、あるいは別感覚もあわせて脳機能を変容させる「刺激」である。心理療法はプログラム化されており、患者の脳機能に沿って刺激が加えられる。医療における心理療法は、脳科学の知識、薬物、エビデンス、専門的技量すべてが一体となって提供されることが理想である。もちろん、脳機能を好ましい方向に変容させる刺激は心理療法だけとは限らない。しかし、副作用、安全性、患者の指向、これらの諸点において、エビデンスのある心理療法は、日本の医療にとってプラスになりこそすれ、マイナスになることはないだろう。心身医学としては、これに腸の知覚のような、身体状態の情報を加えることにより、その効果をさらに上げることができると予想している。

第六感——内臓感覚

脳が最も高等な臓器で、脳が自律神経を介して内臓を支配している。これは古典的な概念であろう。脳の働きをよく見ていけば、嗅覚、視覚、聴覚、味覚、体性感覚といった五感を総動員し、それらの情報を全部統合して外部を認識しているとわかる。つまり、外部から末梢を通じて伝わってくる知覚の信号によって、脳の機能は成り立っている。そういう末梢知覚が機能しなくなると、正常な認識ができなくなる。

『シックス・センス』という映画があった。「第六感」という意味である。この映画では幽霊を見たり幽霊と話したりする感覚のことを指していたが、脳腸相関を研究している者の間では、内臓感覚こそ本当の「シックス・センス」だという冗談もあるくらいである。

脳からの信号は脳研究の主要領域である。これに対して、末梢からの信号はどちらかというと副次的領域であった。人間の末梢での感覚などはわけのわからないものだ、被験者が随意に申告できるものなど科学的ではない、そう思われてきたふしがある。ところが最近は、感覚こそ、脳機能の土台ではないか、と風向きが変化してきた。その中でも内臓感覚は依然として大きな謎に包まれている。脳腸相関の研究を契機として、その謎が次第に解き明かされようとしているのだ。

エピローグ——脳はおのれを見ることができぬ

脳—腸間はどちらが上りか

脳と腸を繋ぐ自律神経系は、腸から見ると外来性神経とも呼ばれている。脳から腸に向かう経路が遠心路で下りであり、その逆の腸から脳に向かう経路は求心路で上りである。これは哺乳類ではまあ良いとして、腔腸動物ではどうであろうか。つまり、中心はどこなのか、という問題だ。われわれは完成された哺乳類の脳で生体の調節を考える癖がついている。しかし、進化の歴史を考えると、腸とそれを取り巻く外胚葉が、進化した多細胞生物の基本骨格として、最も古くから保存されている基本単位ではないか。腔腸動物では最も古い腸が中心であろうか。それとも、腸を取り巻く原始的な神経があくまでも中心なのであろうか。

日本の鉄道のことを考えてみよう。東京—京都間はどちらが上りか。当然、東京から京都に行くのが下り、京都から東京に行くのが上り、というのが常識であろう。日本の首都は東京だからだ。しかし、江戸時代までは天皇は京都におり、それまでは、江戸から京都に行くのが上り、京都から江戸に行くのが下り、であった。東京—京都間の上り—下りについての「常識」も、時間をさかのぼるとゆらいでくる。

これは相対論の考え方を臓器間に応用したようなものであろう。脳を中心・原点とするニューロンの絶対空間はない、と考えるのである。脳機能そのものが、進化的には末梢臓器なしにはありえなかったわけであるから、司令塔・命令者としての脳だけでなく、もっと別の、末梢臓器からの信号によって初めて成立する脳機能のあり方を考えてみてはどうだろう。たとえば、感覚遮断の有名な実験がある。これは、かなり過酷な実験で、視覚、聴覚、触覚など、末梢からの刺激を遮断したまま人間をしばらく置くと、脳は自分自身で刺激を作り出すため幻覚が現れるが、人間はこの状態に長時間は耐えられないというものである。この実験には、遮断できないので内臓感覚は含まれていないが、末梢の重要性を示す例だろう。

ここから少し小説めくが、組織培養法が現在よりももっと発達すると、ヒトの脳を末梢臓器から完全に切り離した状態で、まるごと長時間生かすことができる時代が来るかもしれない。その時、脳の機能はどうなるのであろうか。こういうことを言うと、読者諸氏は、そんな馬鹿な話、と思うかもしれない。しかし、このような脳と末梢臓器の関係は大変興味深く、むしろ大真面目に取り組むべき問題であると確信する。脳は脳自体では外界を見ることができない。末梢臓器である眼球からの信号と脳内にある視覚の機能モジュールを使ってやっと見えるのである。

他臓器と脳の相関

本書では、脳腸相関とＩＢＳに絞って話を進めた。しかし、類似の現象はほかの臓器にも当然存在すると考えてよい。脳と免疫の関係などは、脳腸相関と同等あるいはそれ以上に重要であろう。脳腸相関が進化的に老舗で、脳腸に共通する物質も多く、ＩＢＳという臨床的に重要な疾患があるので、研究している者が国際的に多いだけかもしれない。

たとえば腸の少し上流の胃はどうだろう。ストレス蛋白という、細胞内で蛋白変性を防ぐ蛋白質がある。ストレスにより、脳と胃の両方に、分子生物学的な変化が起こる。熱ショック蛋白あるいはストレス蛋白という、細胞内で蛋白変性を防ぐ蛋白質がある。ラットを拘束して水中に入れる水浸拘束ストレスで胃潰瘍を作ると、胃ではストレス負荷一二時間後にはストレス蛋白のメッセンジャーＲＮＡが四二倍に増加する。[1] より重要なことは、一見形態変化が何もないように見える脳でも、同様の分子変化が顕著に生じていることだ。特に海馬、視床、視床下部において、ストレスによるストレス蛋白メッセンジャーＲＮＡが著しく増加して発現する。[2] 身体への心理ストレスは、その程度が重度であれば、脳の細胞内で蛋白変性を伴うほどの細胞レベルのストレスとなるわけだ。これは岡山大学の阿部康二と著者の共同研究である。

ストレスによって形態変化が起こる臓器には脳が含まれる。ストレスを何度も繰り返して生体に加え続けると、海馬の神経細胞の一部が死ぬ。また、生理変動については、ストレス下の脳におけるシグナル伝達の分析が進んでいる。すなわち、ストレスにより特定の脳部位で特定の神経伝達物質が増加し、神経細胞同士の接ぎ目（シナプス間隙）に神経伝達物質が放出される。この伝達物質は受容体に結合し、細胞膜表面の蛋白質の構造変化や、酵素活性の変化、あるいは神経細胞内カルシウム濃度の変化など、さまざまな影響を芋蔓《いもづる》式に及ぼす。このことが最終的に脳機能を変化させるのである。これらは、ストレスの分析の対象が臓器、組織のレベルから細胞レベル、細胞内レベルへと変化してきたことを意味している。

脳と心臓の研究もしている。「ある行動パターンが心筋梗塞や狭心症などの虚血性心疾患を引き起こす」という仮説が医学の発展に寄与した。この行動パターンをタイプA行動型と呼んでいる。仕事と一体で、いつも急いで緊張しており、他人と競合する、早口、声高で他人の発言を遮《さえぎ》るという特徴を持つ。タイプAを構成する要素の中では、敵意が最も重要である。心理検査ミネソタ多面的人格検査（MMPI）の高敵意群は低敵意群よりも生存率が低く、その大部分の死因が虚血性心疾患である。その理由を探るために、著者は米国・デューク大学のレッドフォード・ウィリアムズの行動医学教室に赴《おもむ》いた。

デューク大学の生理検査室で、敵意が高い個体と低い個体双方にカテコールアミンを注射してみた。(3) カテコールアミンとは、キャノンの研究にも出てきたアドレナリンとノルアドレナリンなどの物質の総称である。アドレナリンは主に副腎髄質から分泌され、ノルアドレナリンは主に交感神経末端から分泌される。心理ストレスによって人間が興奮すると、血液中のカテコールアミンが著しく増える。これを人工的に模倣したわけである。すると、心電図T波が平低化した。このことは心室の興奮が冷めにくいことを意味する。高敵意群ではこれが強く現れ、低敵意群ではこの変化が抑制された。

交感神経と副交感神経はお互いに逆の作用を示すことが多い。交感神経が心臓興奮のアクセルになる時には、副交感神経がブレーキとして働き、心臓を保護してくれる。そこで、副交感神経遮断薬をあらかじめ投与し、ブレーキを利きにくくして、同じ実験を繰り返した。すると、低敵意群では副交感神経の抑制作用が強く発現した。これに対して、高敵意群では副交感神経遮断の効果は小さくしか現れなかった。

これらから、高敵意行動型の個体では、副交感神経のブレーキ作用が弱いことが示唆された。つまり、敵意いっぱいの行動を繰り返す人は、心臓興奮のアクセルが強くブレーキが弱いために、過剰な心負荷を招き、長年の間に虚血性心疾患を招くと考えられたのである。その後、敵意だけでなく、敵意いっぱいの行動の果てに陥るうつ状態が虚血性心疾患の危険因子であることが繰り返し報告されている。このように、ある行動の反復、ある心の持ち方が、精神だけでなく、身体の疾病にどのように影響するのか。このような研究も、著者が重視するところである。

脳腸相関の先に

内臓が人体に占める割合は高く、脳ともさまざまな経路で繋がっている。それにもかかわらず、これまでの研究は不十分である。内臓感覚といっても、まだ腸の痛覚についてしか研究が進んでいない。化学感覚（たとえば血液中に脂肪が上昇してきた時の感覚だ）、ホルモンの変化、筋固有の感覚など、研究の題材は山ほどある。胃から分泌されるホルモンであるグレリンが食欲を出す作用を持つことが最近注目されている。さらに複数の観点から内臓と脳の関係を追究すべきであろう。

腸をはじめとする内臓感覚の研究が進めば、脳の意識形成の過程をも解き明かせるのではないか。内臓など存在しなくとも脳は正常に機能できるのか。成長後は脳の中に回路が形成されてしまっているので本当のところは脳の発達を加味して調べてみなければわからない。内臓感覚をサブリミナルな水準でも軽減させた場合、人間の意識は果たして変化するだろうか。内臓からの求心性の信号と脳腸相関の先には、意識の根源を問い直すような壮大な地平も広がっている。

参考文献

プロローグ

（1） Drossman, D.A., Corazziari, E., Delvaux, M., Spiller, R.C., Talley, N.J., Thompson, W.G. and Whitehead, W.E.: *Rome III: The Functional Gastrointestinal Disorders: Third Edition*, Degnon Associates, McLean, 2006

（2） Murray, C.J. and Lopez, A.D.: "Global mortality, disability, and the contribution of risk factors: Global Burden of Disease Study", *Lancet 349*: 1436–1442, 1997

（3） Selye, H.: "A syndrome produced by diverse nocuous agents", *Nature 138*: 32, 1936

（4） Gralnek, I.M., Hays, R.D., Kilbourne, A., Naliboff, B. and Mayer, E.A.: "The impact of irritable bowel syndrome on health-related quality of life", *Gastroenterology 119*: 654–660, 2000

（5） Sandler, R.S: "Epidemiology of irritable bowel syndrome in the United States", *Gastroenterology 99*: 409–415, 1990

（6） Damasio, A.R., Tranel, D. and Damasio, H.C.: Somatic markers and the guidance of behavior: theory and preliminary testing. In: *Frontal Lobe Function and Dysfunction*, Levin, H.S., Eisenberg, H.M. and Benton, A.L. eds., Oxford University Press, New York, 217–229, 1991

（7） 阿川弘之『米内光政』新潮文庫、一九八二年

第1章

（1） Fukudo, S., Nomura, T., Muranaka, M. and Taguchi, F.: "Brain-gut response to stress and cholinergic stimulation in irritable bowel syndrome", *Journal of Clinical Gastroenterdogy 17*: 133–141, 1993

（2） Whitehead ,W.E., Crowell, M.D., Robinson, J.C., Heller, B.R. and Schuster, M.M.: "Effects of stressful life events on bowel symptoms: subjects with irritable bowel syndrome compared with subjects without bowel dysfunction", *Gut 33*: 825–830, 1992

（3） 福土審、金澤素、篠崎雅江、遠藤由香、庄司知隆、相模泰宏、森下城、本郷道夫「過敏性腸症候群」、小牧元、久保千春、福土審編『心身症診断・治療ガイドライン〈２００６〉』協和企画、一一―四〇、二〇〇六年

（4）Drossman, et al., *ibid.*

（5）Kanazawa, M., Endo, Y., Whitehead, W.E., Kano, M., Hongo, M. and Fukudo, S.: "Patients and nonconsulters with irritable bowel syndrome reporting a parental history of bowel problems have more impaired psychological distress", *Digestive Diseases and Sciences 49*: 1046–1053, 2004

（6）Russo, M.W., Gaynes, B.N. and Drossman, D.A.: "A national survey of practice patterns of gastroenterologists with comparison to the past two decades", *Journal of Clinical Gastroenterology 29*: 339–343, 1999

（7）Thompson , W.G., Heaton, K.W., Smyth, G.T. and Smyth, C. : "Irritable bowel syndrome in general practice: prevalence, characteristics, and referral" , *Gut 46*: 78–82, 2000

（8）Shinozaki, M., Fukudo, S., Hongo, M., Shimosegawa, T., Sasaki, D., Matsueda, K., Harasawa, S., Miura, S., Mine, T., Kaneko, H., Arakawa, T., Haruma, K., Torii, A., Azuma, T., Miwa, H., Fukunaga, M., Handa, M., Kitamori, S. and Miwa, T.: "IBS Club Japan. High prevalence of irritable bowel syndrome in medical out–patients in Japan", *Journal of Clinical Gastroenterology*, in press.

（9）Gralnek, et al., *ibid.*

（10）Dalton, C.B., Drossman, D.A., Hathaway, J.M. and Bangdiwala, S.I.: "Perceptions of physicians and patients with organic and functional gastrointestinal diagnoses", *Journal of Clinical Gastroenterology Hepatology 2*: 121–126, 2004

（11）Hahn, B.A., Yan, S. and Strassels, S.: "Impact of irritable bowel syndrome on quality of life and resource use in the United States and United Kingdom", *Digestion 60*: 77–81, 1999

（12）並木正義、川上澄、中川哲也『ＩＢＳ：過敏性腸症候群』新興医学出版社、一九八三年

（13）三好秋馬編『過敏性腸症候群の診断と治療』医薬ジャーナル社、一九八九年

（14）American Psychiatric Association: *Diagnostic and Statistical Manual of Mental Disorders*, 4th ed., Text Revision, Washington DC, American Psychiatric Association, 2000

（15）Cannon, W.B.: *Bodily Changes in Pain, Hunger, Fear, and Rage.* 2nd ed., Boston, M.A., Branford, 1953

(16) Benison, S., Barger, C., Wolfe, E.L. : *Walter B. Cannon : The Life and Times of a Young Scientist*, The Belknap Press of Harvard University Press, Cambridge, Massachusetts and London, England, 1987
(17) Levenson, L. : *Mind, Body, and Medicine : A History of the American Psychosomatic Society*, American Psychosomatic Society, 1994
(18) Engel, G.L. : "The need for a new medical model: A challenge for biomedicine", *Science 196* : 129–136, 1977
(19) 林峻一郎『「ストレス」の肖像：環境と生命の対話』中公新書、一九九三年
(20) Haubrich, W.S., Schaffner, F. and Berk, J.E. : *Bockus Gastroenterology*, 5th Edition, W.B. Saunders Company, Pliladelphia, 1995
(21) 司馬遼太郎『関ヶ原 (上・中・下)』新潮文庫、一九七四年
(22) 司馬遼太郎『覇王の家』新潮文庫、一九七九年
(23) I・モンタネッリ『ローマの歴史』(藤沢道郎訳)、中公文庫、一九七九年
(24) Drossman, D.A. : "The functional gastrointestinal disorders and the Rome III process", *Gastroenterology 130* : 1377–1390, 2006
(25) Longstreth, G.F., Thompson, W.G., Chey, W.D., Houghton, L.A., Mearin, F. and Spiller, R.C. : "Functional bowel disorders", *Gastroenterology 130* : 1480–1491, 2006
(26) Thompson, W.G., Creed, F., Drossman, D.A., Heaton, K.W. and Mazzacca, G. : "Functional bowel disease and functional abdominal pain", *Gastroenterology Internat 5* : 75–91, 1992
(27) Thompson, W.G., Longstreth, G.F., Drossman, D.A., Heaton, K.W., Irvine, E.J. and Muller-Lissner, S.A. : "Functional bowel disorders and functional abdominal pain", *Gut 45* (Suppl II) : II43–II47, 1999
(28) Drossman, D.A., Corazziari, E., Talley, N.J., Thompson, W.G. and Whitehead, W.E. : *Rome II: The Functional Gastrointestinal Disorders : Second Edition*, Degnon Associates, McLean, 2000
(29) マイヤー・シュタイネック、ズートホフ『図説医学史』(小川鼎三監訳、酒井シヅ、三浦尤三共訳) 朝倉書店、一九八二年
(30) 遠藤由香、吉澤正彦、福土審、佐々木雅之、本

郷道夫「過敏性腸症候群におけるパニック障害」、『心身医学　40』日本心身医学会、三三九―三四六、二〇〇〇年

(31) 吉澤正彦、遠藤由香、福士審、丹野優次、丸山史、佐々木雅之、本郷道夫「パニック障害と過敏性腸症候群の関連――パニック障害からの検討」、『心身医学　40』日本心身医学会、二八三―二八九、二〇〇〇年

第2章

(1) ジェームズ・D・ワトソン、アンドリュー・ベリー『DNA：すべてはここから始まった』(青木薫訳)、講談社、二〇〇三年

(2) 藤田恒夫『腸は考える』岩波新書、一九九一年

(3) Dawkins, R.: *The Selfish Gene*, Oxford University Press, New York, 1976

(4) 清野宏、石川博通、名倉宏編『粘膜免疫：腸は免疫の司令塔』中山書店、二〇〇一年

(5) 光岡知足編『腸内フローラと共生・認識』学会出版センター、二〇〇六年

(6) マイケル・D・ガーション『セカンドブレイン　腸にも脳がある！』(古川奈々子訳)、小学館、二〇〇〇年

(7) Kandel, E.R., Schwartz, J.H. and Jessel, T.M.: *Principles of Neural Science*. 4th ed., McGraw-Hill, New York, 2000

(8) 福士審「自律神経機能による身体調節とその異常：小腸・大腸運動」、後藤由夫、本郷道夫編『自律神経の基礎と臨床』医薬ジャーナル社、一八五―一九六、二〇〇六年

(9) 伊藤漸『胃は悩んでいる』岩波新書、一九九七年

(10) Shinozaki, et al., *ibid.*

(11) Taniyama, K., Nakayama, S., Takeda, K., Matsuyama, S., Shirakawa, J., Sano, I. and Tanaka, C.: "Cisapride stimulates motility of the intestine via the 5-hydroxytryptamine receptors", *Journal of Pharmacology and Experimental Therapeutics* 258 : 1098-1104, 1991

(12) Szurszewski, J.H. and Miller, S.M.: *Physiology of prevertebral ganglia. In: Physiology of the Gastrointestinal Tract*, Johnson, L.R., edt.: 3rd edition, 795-877, Raven, New York, 1994

(13) Grider, J.R., Foxx-Orenstein, A.E. and Jin, J.G.:

“5 - Hydroxytryptamine4 receptor agonists initiate the peristaltic reflex in human, rat, and guinea pig intestine”, *Gastroenterology 115*: 370-380, 1998

(14) Sharkey, K.A., Lomax, A.E., Bertrand, P.P. and Furness, J.B.: “Electro-physiology, shape, and chemistry of neurons that project from guinea pig colon to inferior mesenteric ganglia”, *Gastroenterology 115*: 909-918, 1998

(15) Gershon, M.D.: “Review article: serotonin receptors and transporters-roles in normal and abnormal gastrointestinal motility”, *Alimentary pharmacology & Therapeutics. 20* (Suppl 7): 3-14, 2004

(16) Furchgott, R.F. and Zawadzki, J.V.: “The obligatory role of endothelial cells in the relaxation of arterial smooth muscle by acetylcholine”, *Nature 288*: 373-376, 1980

(17) Fukudo, S., Kanazawa, M., Kano, M., Sagami, Y., Endo, Y., Utsumi, A., Nomura, T. and Hongo, M.: “Exaggerated motility of the descending colon with repetitive distention of the sigmoid colon in patients with irritable bowel syndrome”, *Journal of Gastroenterology 37* (Suppl 14):145-150, 2002

(18) 福士審「医学と医療の最前線——機能性消化管障害：ＲｏｍｅⅢ基準と病態生理」、『日本内科学会雑誌 96』日本内科学会、二二一〇—二二一七、二〇〇七年

第3章

(1) Whitehead, et al., *ibid.*

(2) Fukudo, S. and Suzuki, J.: “Colonic motility, autonomic function, and gastrointestinal hormones under psychological stress on irritable bowel syndrome”, *The Tohoku Journal of Experimental Medicine 151*: 373-385, 1987

(3) Fukudo, S., Nomura, T., Muranaka, M. and Taguchi, F.: “Brain-gut response to stress and cholinergic stimulation in irritable bowel syndrome”, *Journal of Clinical Gastroenterology 17*: 133-141, 1993

(4) Chang, L., Toner, B.B., Fukudo, S., Guthrie, E., Locke, G.R., Norton, N.J. and Sperber, A.D.: “Gender, age, society, culture, and the patient's perspective in the functional gastrointestinal disorders”, *Gastroenterology 130*: 1435-1446, 2006

(5) 福士ほか前掲「過敏性腸症候群」

(6) American Psychiatric Association, *ibid.*

(7) J・R・グレアム『MMPI臨床解釈の実際』(田中富士夫訳) 三京房、一九八五年

(8) Richie, J.: "Pain from distension of the pelvic colon by inflating a balloon in the irritable colon syndrome", *Gut 14*: 125–132, 1973

(9) Whitehead, W.E. and Schuster, M.M.: *Irritable bowel syndrome*: Definition of the syndrome and relation to other disorders. Physiological and psychological mechanism. In: Gastrointestinal Disorders: Behavioral and Physiological Basis for Treatment., Whitehead, W.E. and Schuster, M.M. edt., 155–209, Academic Press, New York, 1985

(10) Whitehead, W.E. and Delvaux, M.: "Standardization of barostat procedures for testing smooth muscle tone and sensory thresholds in the gastrointestinal tract", *Digestive Diseases and Sciences 42*: 223–241, 1997

(11)『ステッドマン医学大辞典』メジカルビュー社、二〇〇二年

(12) Whitehead, W.E., Engel, B.T. and Schuster, M.M.: "Irritable bowel syndrome: physiological and psychological differences between diarrhea-predominant and constipation-predominant patients", *Digestive Diseases aid Sciences 25*: 404–413, 1980

(13) Mayer, E.A. and Raybould, H.E.: "Role of visceral afferent mechanisms in functional bowel disorders", *Gastroenterology 99*: 1688–1704, 1990

(14) Kosfeld, M., Heinrichs, M., Zak, P.J., Fischbacher, U. and Fehr, E.: "Oxytocin increases trust in humans", *Nature 435*: 673–676, 2005

(15) Vale, W., Spiess, J., Rivier, C. and Rivier, J.: "Characterization of a 41-residue ovine hypothalamic peptide that stimulates secretion of corticotropin and beta-endorphin", *Science 213*: 1394–1397, 1981

(16) Fukudo, S., Nomura, T. and Hongo, M.: "Impact of corticotropin-releasing hormone on gastrointestinal motility and adrenocorticotropic hormone in normal humans and patients with irritable bowel syndrome", *Gut 42*: 845–849, 1998

(17) Dinan, T.G., Quigley, E.M., Ahmed, S.M., Scully, P., O'Brien, S., O'Mahony, L., O'Mahony, S., Shanahan, F. and Keeling, P.W.: "Hypothalamic-pituitary-gut axis dysregulation in irritable bowel syndrome:

plasma cytokines as a potential bio-marker? ", *Gastroenterology 130* : 304–311, 2006

第4章

（1）福士ほか前掲「過敏性腸症候群」

（2）O'Mahony, L., McCarthy, J., Kelly, P., Hurley, G., Luo, F., Chen, K., O'Sullivan, G.C., Kiely, B., Collins, J.K., Shanahan, F. and Quigley, E.M.: " Lactobacillus and bifidobacterium in irritable bowel syndrome: symptom responses and relationship to cytokine profiles", *Gastroenterology 128* : 541–551, 2005

（3）Kandel, et al., *ibid.*

（4）Smyth, J.M., Stone, A.A., Hurewitz, A. and Kaell, A.: "Effects of writing about stressful experiences on symptom reduction in patients with asthma or rheumatoid arthritis : a randomized trial", *JAMA 281* : 1304–1309, 1999

（5）日本絶食療法学会編『心身症の絶食療法』ヴァン・メディカル、一九九五年

（6）Kano, M., Fukudo, S., Kanazawa, M., Endo, Y., Narita, H., Tamura, D. and Hongo, M.: "Changes in intestinal motility, visceral sensitivity and minor mucosal inflammation after fasting therapy in a patient with irritable bowel syndrome : A case report", *Journal of Gastroenterology and Hepatology 21* : 1078–1079, 2006

（7）Kanazawa, M. and Fukudo, S.: "Effects of fasting therapy on irritable bowel syndrome", *International Journal of Behavioral Medicine 13* : 214–220, 2006

第5章

（1）James, W.: *Mind 9* : 188–205, 1884

（2）Kandel, et al., *ibid.*

（3）Hamaguchi, T., Kano, M., Rikimaru, H., Kanazawa, M., Itoh, M., Yanai, K. and Fukudo, S. : "Brain activity during distention of the descending colon in humans ", *Neurogastroenterology and Motility 16* : 299–309, 2004

（4）丹治順『脳と運動――アクションを実行させる脳』共立出版、一九九九年

（5）Craig, A.D.: " How do you feel? Interoception: the sense of the physiological condition of the body", *Nature Reviews Neuroscience 3* : 655–666, 2002

(6) Mertz, H., Morgan, V., Tanner, G., Pickens, D., Price, R., Shyr, Y. and Kessler, R.: "Regional cerebral activation in irritable bowel syndrome and control subjects with painful and nonpainful rectal distention", *Gastroenterology 118*: 842–848, 2000
(7) Kosfeld, et al., *ibid.*
(8) Lane, R.D. and Nadel, L.: *Cognitive Neuroscience of Emotion*, Oxford University Press, Oxford, 2000
(9) Kanazawa, M., Endo, M., Yamaguchi, K., Hamaguchi, T., Whitehead, W.E., Itoh, M. and Fukudo, S.: "Classical conditioned response of rectosigmoid motility and regional cerebral activity in humans", *Neurogastroenterology and Motility 17*: 705–713, 2005
(10) 西尾実、安良岡康作校注『新訂徒然草』岩波文庫、一九二八年
(11) 高校教科書『漢文（上・下）』、東京書籍、一九七四年
(12) 小学館、上海人民美術出版社編『連環画中国の故事名言』小学館、一九八三年
(13) Stewart, A.L., Greenfield, S., Hays, R.D., Wells, K., Rogers, W.H., Berry, S.D., McGlynn, E.A. and Ware, J.E. Jr.: "Functional status and well-being of patients with chronic conditions. Results from the Medical Outcomes Study", *JAMA 262*: 907–913, 1989
(14) Bechara, A., Tranel, D., Damasio, H., Adolphs, R., Rockland, C. and Damasio, A.R.: "Double dissociation of conditioning and declarative knowledge relative to the amygdala and hippocampus in humans", *Science 269*: 1115–1118, 1995
(15) アントニオ・R・ダマシオ『感じる脳：情動と感情の脳科学　よみがえるスピノザ』（田中三彦訳）、ダイヤモンド社、二〇〇五年
(16) 羽生善治『決断力』角川書店、二〇〇五年

第6章

(1) Glascher, J. and Adolphs, R.: "Processing of the arousal of subliminal and supraliminal emotional stimuli by the human amygdale", *Journal of Neuroscience 23*: 10274–10282, 2003
(2) Morris, J.S., Ohman, A. and Dolan, R.J.: "Conscious and unconscious emotional learning in the human amygdala", *Nature 393*: 467–470, 1998
(3) Andresen, V., Bach, D.R., Poellinger, A., Tsrouya, C., Stroh, A., Foerschler, A., Georgiewa, P., Zimmer, C.

and Monnikes, H.: "Brain activation responses to subliminal or supraliminal rectal stimuli and to auditory stimuli in irritable bowel syndrome", *Neurogastroenterology and Motility 17*: 827–837, 2005

(4) Tashiro, M., Juengling, F.D., Reinhardt, M.J., Brink, I., Hoegerle, S., Mix, M., Kubota, K., Yamaguchi, K., Itoh, M., Sasaki, H., Moser, E. and Nitzsche, E.U.: "Reproducibility of PET brain mapping of cancer patients", *Psychooncology 9*: 157–163, 2000

(5) Nakaya, N., Tsubono, Y., Hosokawa, T., Nishino, Y., Ohkubo, T., Hozawa, A., Shibuya, D., Fukudo, S., Fukao, A., Tsuji, I. and Hisamichi, S.: "Personality and the risk of cancer", *Journal of the National Cancer Institute 95*: 799–805, 2003

(6) Fukudo, Nomura, Hongo, *ibid.*

(7) Sagami, Y., Shimada, Y., Tayama, J., Nomura, T., Satake, M., Endo, Y., Shoji, T., Karahashi, K., Hongo, M. and Fukudo, S.: "Effect of a corticotropin-releasing hormone receptor antagonist on colonic sensory and motor functionin patients with irritable bowel syndrome", *Gut 53*: 958–964, 2004

(8) Tayama, J., Sagami, Y., Shimada, Y., Hongo, M. and Fukudo, S.: "Effect of alpha-helical CRH on quantitative electroencephalogram in patients with irritable bowel syndrome", *Neurogastroenterology and Motility 19*: 471–483, 2007

(9) Tache, Y., Mönnnikes, H., Rivier, J., et al.: "Role of CRF in stress-related alterlations of gastric and colonic motor function", *Annals of the New York Academy of Sciences 697*: 233–243, 1993

(10) Saito, K., Kasai, T., Nagura, Y., Ito, H., Kanazawa, M. and Fukudo, S.: "Corticotropin-releasing hormone receptor 1 antagonist blocks brain-gut activation induced by colonic distention in rats", *Gastroenterology 129*: 1533–1543, 2005

(11) Chaudary, N.A. and Truelove, S.C.: "The irritable colon syndrome: A study of clinical features, predisposing causes, and prognosis in 130 cases", *Quarterly Journal of Medicine 31*: 307–323, 1962

(12) Gwee, K.A., Graham, J.C., McKendrick, M.W., Collins, S.M., Marshall, J.S., Walters, S.J. and Read, N.W.: "Psychometric scores and persistence of irritable bowel after infectious diarrhoea", *Lancet*

347: 150–153, 1996

(13) Jacobson, K., McHugh, K. and Collins, S.M.: "Experimental colitis alters myenteric nerve function at inflamed and noninflamed sites in the rat", *Gastroenterology 109*: 718–722, 1995

(14) Mearin, F., Perez–Oliveras, M., Perello, A., Vinyet, J., Ibanez, A., Coderch, J. and Perona, M.: "Dyspepsia and irritable bowel syndrome after a Salmonella gastroenteritis outbreak: one–year follow–up cohort study", *Gastroenterology 129*: 98–104, 2005

(15) Shinozaki, M., Kanazawa, M., Sagami, Y., Endo, Y., Hongo, M., Drossman, D.A., Whitehead, W.E. and Fukudo, S.: "Validation of the Japanese version of the Rome II modular questionnaire and irritable bowel syndrome severity index", *Journal of Gastroenterology. 41*: 491–494, 2006

(16) Whitehead, Crowell, Robinson, Heller, Schuster, *ibid.*

(17) Drossman, D.A., Leserman, J., Nachman, G., Li, Z., Gluck, H., Toomey, T.C. and Mitchell, C.M.: "Sexual and physical abuse in women with functional or organic gastrointestinal disorders", *Annals of Internal Medicine 113*: 828–833, 1990

(18) 福士審、佐竹学、野村泰輔、太田亮一、田中義規、岩橋成寿、田代敦志、今井東輪子、庄司知隆、丹野優次、本郷道夫「大震災ストレスの心身への影響（阪神・淡路大震災被災者に対する医療ボランティア活動から）」、心身医療研究会編『心身医療　7』医薬ジャーナル社、一五七八―一五八三、一九九五年

(19) American Psychiatric Association, *ibid.*

(20) Drossman, D.A., Ringel, Y., Vogt, B.A., Leserman, J., Lin, W., Smith, J.K. and Whitehead, W.: "Alterations of brain activity associated with resolution of emotional distress and pain in a case of severe irritable bowel syndrome", *Gastroenterology 124*: 754–761, 2003

(21) Kandel, et al., *ibid.*

(22) Morris–Yates, A., Talley, N.J., Boyce, P.M., Nandurkar, S. and Andrews, G.: "Evidence of a genetic contribution to functional bowel disorder", *American Journal of Gastroenterology 93*: 1311 – 1317, 1998

(23) Levy, R.L., Jones, K.R., Whitehead, W.E., Feld, S.I., Talley, N.J. and Corey, L.A.: "Irritable bowel

syndrome in twins: heredity and social learning both contribute to etiology", *Gastroenterology 121*: 799－804, 2001

(24) Mizuno, T., Aoki, M., Shimada, Y., Inoue, M., Nakaya, K., Takahashi, T., Itoyama, Y., Kanazawa, M., Utsumi, A., Endo, Y., Nomura, T., Hiratsuka, M., Mizugaki, M., Goto, J., Hongo, M. and Fukudo, S.: "Gender difference in association between polymorphism of serotonin transporter gene regulatory region and anxiety", *Journal of Psychosomatics Research 60*: 91–97, 2006

(25) Chang, et al., *ibid.*

(26) Sifneos, P.E.: "The prevalence of 'alexithymic' characteristics in psychosomatic patients" *Psychotherapy and Psychosomatics 22*: 255–262, 1973

(27) TenHouten, W.D., Seifer, M.J. and Siegel, P.C.: "Alexithymia and the split brain: VII. Evidence from graphologic signs", *Psychiatric Clinics of North America 11*: 331–338, 1988

(28) Kano, M., Fukudo, S., Gyoba, J., Kamachi, M., Tagawa, M., Mochizuki, H., Itoh, M., Hongo, M. and Yanai, K.: "Specific brain processing of emotion by facial expressions in alexithymia: a H215O－PET study", *Brain 126*: 1474–1484, 2003

(29) Kano, M., Hamaguchi, T., Itoh, M., Yanai, K. and Fukudo, S.: "Correlation between alexithymia and hypersensitivity to visceral stimulation in human", *Pain*, in press.

(30) 福土ほか前掲「過敏性腸症候群」

(31) Whorwell, P.J., Prior, A. and Faragher, E.B.: "Controlled trial of hypnotherapy in the treatment of severe refractory irritable–bowel syndrome", *Lancet 2*: 1232–1234, 1984

(32) Rainville, P., Duncan, G.H., Price, D.D., Carrier, B. and Bushnell, M.C.: "Pain affect encoded in human anterior cingulate but not somatosensory cortex", *Science 277*: 968–971, 1997

(33) Watanabe, S. and Fukudo, S.: "Abnormal relationship between dissociation and hypnotic susceptibility in irritable bowel syndrome", *Scandinavian Journal of Gastroenterology 41*: 757－758, 2006

(34) Watanabe, S., Hattori, T., Kanazawa, M., Kano, M. and Fukudo, S.: "Role of histaminergic neurons in

hypnotic modulation of brain processing of visceral perception", *Neurogastroenterology and Motility*, in press.

エピローグ

(一) Fukudo, S., Abe, K., Hongo, M., Utsumi, A. and Itoyama, Y.: "Psychophysiological stress induces heat shock cognate protein (HSC) 70 mRNA in the cerebral cortex and stomach of rats", *Brain Research 675*: 98–102, 1995

(二) Fukudo, S., Abe, K., Itoyama, Y., Mochizuki, S., Sawai, T. and Hongo, M.: "Psycho-physiological stress induces heat shock cognate protein (HSC) 70 mRNA in the hippocampus of rats", *Neuroscience 91*: 1205–1208, 1999

(三) Fukudo, S., Lane, R.D., Anderson, N.B., Kuhn, C.M., Schanberg, S.M., McCown, N., Muranaka, M., Suzuki, J. and Williams, R.B.Jr. : "Accentuated antagonism of beta-adrenergic effects on ventricular repolarization: Evidence of weaker antagonism in hostile Type A men", *Circulation 85*: 2045–2053, 1992

あとがき

脳腸相関とＩＢＳに取り組んで、はっと気がついたら二四年も経ってしまった。これが実感である。この間、あまりたいした発見もしていない。本書執筆中も反省することしきりである。普通は、脳腸相関であれば、中枢である脳がわかれば何でもわかるだろう、腸は末梢臓器なので付け足し、と考えられてもおかしくない。腸が重要でない証拠に、癌ができれば腸を切除しても、生命に別状はないからである。ただし、脳と腸を同等に見る脳腸相関という考え方から得られた視角というものがあるように思う。

本書執筆中に、東北大学が二一世紀グローバルＣＯＥ「脳神経科学を社会に還流する教育研究拠点」として採用されるという朗報が飛び込んできた。これは、分子レベルから個体・社会までを見通して、脳科学の研究と人材育成を推進しようというプロジェクトである。拠点リーダー大隅典子、副リーダー飯島敏夫という布陣で、とにかく面白く進めようという企画であるが、著者もその一翼を担うことになった。どこかで東北大学の脳研究を目にしたら、もちろん、ＣＯＥに限らず、ぜひ注目していただきたい。

本文中に言及できなかったが、診療・研究・教育の各場面で御支援いただいている方、あるいは患者さんなど、おつきあいくださっている多くの方々に、あらためて御礼申し上げる。また、文中の敬称や肩書きなどは省略させていただいた。

それにしても、一般書を書くのがこんなに大変とは思いもしなかった。体を使って初めてわかる感覚である。ＮＨＫ出版の大場旦さんに企画の誘いを受けてから、脱稿まで相当の年数が経過している。筆の遅さには相当呆れ果てていると「心の理論」で推察している。何とかここまでこぎつけたのも大場さんのおかげである。深く御礼申し上げる。

脳と腸の不思議な世界の旅も終わりに近づいた。脳の研究は脳をとことんつきつめて、脳を主戦場としてゆくものが正統派である。著者の場合は、こころと身体の繋がりに興味を持ち、心療内科の門を叩いた。ＩＢＳという疾患を追究して、患者をなんとかしたいと研究を続けているうちに、いつの間にか、脳（ストレス）から腸に赴き、そして、また腸から脳（内臓感覚と情動）に戻ってきたところである。近年は、この特別な二臓器関係をより科学的に解明してみたいという意欲がさらに高まってきた。本書が内臓感覚・脳腸相関という現象の、一般読者に向けた入門書となり、また、ＩＢＳという疾患の正しい知識の普及と偏見の除去に役立てば、これに勝る喜びはない。

二〇〇七年八月三日

著者しるす

本書を家族と友人に捧ぐ

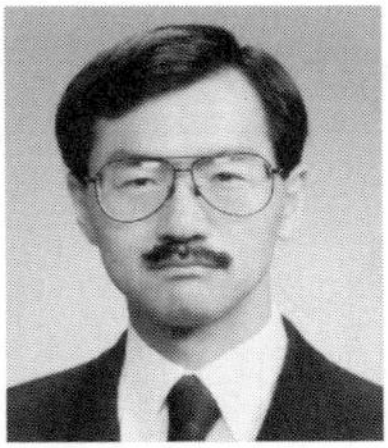

福士　審——ふくど・しん

●1958年秋田県生まれ。東北大学大学院医学系研究科教授。専攻分野：行動医学・心身医学。東北大学医学部医学科卒業、医学博士。デューク大学医学部研究員、東北大学医学部附属病院心療内科助教授などを経て、1999年より現職。日本心身医学会石川記念賞、アメリカ心身医学会Early Career Award、東北大学沢柳賞、文部科学大臣表彰科学技術賞研究部門などを受賞。機能性消化管障害国際ローマⅢ委員会委員。

●著書：「Rome Ⅲ：The Functional Gastrointestinal Disorders」（分担執筆、Degnon Associates）、「心身症診断・治療ガイドライン2006」（共著・分担執筆、協和企画）、「今日の治療指針2006」（分担執筆、医学書院）、「過敏性腸症候群：脳と腸の対話を求めて」（分担執筆、中山書店）、「臨床に直結する消化器疾患治療のエビデンス」（分担執筆、分光堂）、「脳科学研究の現状と課題——脳とこころの病気の解明はここまで進んだ」（分担執筆、じほう）、「脳機能の解明——生命科学の主潮流」（分担執筆、ガイア出版会）、など。

NHKブックス［1093］

内臓感覚　脳と腸の不思議な関係

2007（平成19）年9月30日　第1刷発行
2009（平成21）年2月10日　第4刷発行

著　者　福士　審
発行者　遠藤絢一
発行所　日本放送出版協会
東京都渋谷区宇田川町41-1　郵便番号150-8081
電話　03-3780-3317（編集）　0570-000-321（販売）
ホームページ　http://www.nhk-book.co.jp
携帯電話サイト　http://www.nhk-book-k.jp
振替　00110-1-49701
［印刷］誠信社　［製本］田中製本　［装幀］倉田明典

ISBN978-4-14-091093-1 C1347

NHKブックス 時代の半歩先を読む

＊教育・心理・福祉

子どもの世界をどうみるか―行為とその意味― 津守 真
日本の女子中高生 千石 保
不登校という生き方―教育の多様化と子どもの権利― 奥地圭子
歴史はどう教えられているか―教科書の国際比較から― 中村 哲編著
早期教育を考える 無藤 隆
「学級崩壊」をどうみるか 尾木直樹
「学力低下」をどうみるか 尾木直樹
子どもの絵は何を語るか―発達科学の視点から― 東山 明／東山直美
身体感覚を取り戻す―腰・ハラ文化の再生― 斎藤 孝
子どもに伝えたい〈三つの力〉―生きる力を鍛える― 斎藤 孝
生き方のスタイルを磨く―スタイル間コミュニケーション論― 斎藤 孝
「引きこもり」を考える―子育て論の視点から― 吉川武彦
〈育てられる者〉から〈育てる者〉へ―関係発達の視点から― 鯨岡 峻
愛撫・人の心に触れる力 山口 創
〈子別れ〉としての子育て 根ヶ山光一
現代大学生論―ユニバーシティ・ブルーの風に揺れる― 溝上慎一
フロイト―その自我の軌跡― 小此木啓吾
脳からみた心 山鳥 重
色と形の深層心理 岩井 寛
思春期のこころ 清水將之
エコロジカル・マインド―知性と環境をつなぐ心理学― 三嶋博之
孤独であるためのレッスン 諸富祥彦
〈うそ〉を見抜く心理学―「供述の世界」から― 浜田寿美男
内臓が生みだす心 西原克成
心の仕組み―人間関係にどう関わるか―(上)(中)(下) スティーブン・ピンカー
人間の本性を考える―心は「空白の石版」か―(上)(中)(下) スティーブン・ピンカー
17歳のこころ―その闇と病理― 片田珠美
人と人との快適距離―パーソナル・スペースとは何か― 渋谷昌三
日本人に合った精神療法とは 町沢静夫
母は娘の人生を支配する―なぜ「母殺し」は難しいのか― 斎藤 環
福祉の思想 糸賀一雄
高齢社会とあなた―福祉資源をどうつくるか― 金子 勇
介護をこえて―高齢者の暮らしを支えるために― 浜田きよ子

※在庫品切れの際はご容赦下さい。

NHKブックス　時代の半歩先を読む

*宗教・哲学・思想

仏像―心とかたち―　望月信成／佐和隆研／梅原　猛
続仏像―心とかたち―　望月信成／佐和隆研／梅原　猛
禅―現代に生きるもの―　紀野一義
原始仏教―その思想と生活―　中村　元
ブッダの人と思想　中村　元／田辺祥二
親鸞―煩悩具足のほとけ―　笠原一男
道元―坐禅ひとすじの沙門―　今枝愛眞
ブッダの世界　玉城康四郎／木村清孝
『歎異抄』を読む　田村実造
夢窓疎石　日本庭園を極めた禅僧　枡野俊明
密教・コスモスとマンダラ　松長有慶
がんばれ仏教！―お寺ルネサンスの時代―　上田紀行
目覚めよ仏教！―ダライ・ラマとの対話―　上田紀行
ブータン仏教から見た日本仏教　今枝由郎
宗教とはなにか―古代世界の神話と儀礼から―　小林道憲
霊山と日本人　宮家　準
マンダラとは何か　正木　晃
宗像大社・古代祭祀の原風景　正木　晃
聖書―その歴史的事実―　新井　智
旧約聖書を語る　浅野順一
歴史の中のイエス像　松永希久夫
イエスとは誰か　高尾利数
人類は「宗教」に勝てるか―一神教文明の終焉―　町田宗鳳
現象学入門　竹田青嗣

よみがえれ、哲学　竹田青嗣／西　研
ヘーゲル・大人のなりかた　西　研
フロイト思想を読む―無意識の哲学―　竹田青嗣／山竹伸二
「本当の自分」の現象学　山竹伸二
「自分」と「他人」をどうみるか―新しい哲学入門―　滝浦静雄
可能世界の哲学―「存在」と「自己」を考える―　三浦俊彦
論理学入門―推論のセンスとテクニックのために―　三浦俊彦
「生きがい」とは何か―自己実現へのみち―　小林　司
レヴィナスを読む―〈異常な日常〉の思想―　合田正人
感性の哲学　桑子敏雄
文明の内なる衝突―テロ後の世界を考える―　大澤真幸
自由を考える―9・11以降の現代思想―　東　浩紀／大澤真幸
東京から考える―格差・郊外・ナショナリズム―　東　浩紀／北田暁大
ジンメル・つながりの哲学　菅野　仁
科学哲学の冒険―サイエンスの目的と方法をさぐる―　戸田山和久
国家と犠牲　高橋哲哉
〈心〉はからだの外にある―「エコロジカルな私」の哲学―　河野哲也
集中講義！　日本の現代思想―ポストモダンとは何だったのか―　仲正昌樹
集中講義！　アメリカ現代思想―リベラリズムの冒険―　仲正昌樹
〈つまずき〉のなかの哲学　山内志朗
〈個〉からはじめる生命論　加藤秀一
哲学ディベート―〈倫理〉を〈論理〉する―　高橋昌一郎
偶然を生きる思想―「日本の情」と「西洋の理」―　野内良三
欲望としての他者救済　金　泰明

※在庫品切れの際はご容赦下さい。